죽기 전까지 걷고 싶다면
스쿼트를 하라

Original Japanese title: SHINU MADE ARUKUNIWA SQUAT DAKE SUREBA Ⅱ
ⓒ2017 Hiroyuki Kobayashi
Original Japanese edition published by Gentosha Inc.
Korean translation rights arranged with Gentosha Inc.
through The English Agency(Japan) Ltd. and Danny Hong Agency

이 책의 한국어판 저작권은 대니홍 에이전시를 통해 저작권사와 독점 계약한 ㈜동양북스에 있습니다.
저작권법에 의해 한국 내에서 보호받는 저작물이므로 무단 전재와 무단 복제를 금합니다.

죽기 전까지 걷고 싶다면

스쿼트를 하라

**평생 건강하게
걷기 위한
하루 5분
실천 프로그램**

동양북스

추천사

"건강 수명의 열쇠는 '하체 근육'에 있다." 이제는 재활의학계뿐 아니라 세계 보건기구(WHO)에서도 강조하는 메시지입니다. 미국 질병통제예방센터(CDC)에도 '근감소증(sarcopenia)'을 65세 이상 고령자 건강의 주요 리스크 요인으로 지목하며, 이를 예방하기 위한 대표적인 방법으로 스쿼트 같은 저항성 운동을 소개하고 있습니다.

실제로 최근 연구들에 따르면, 하체 근육량은 단순한 운동 능력의 지표를 넘어, 심혈관계 질환, 당뇨, 심지어 치매의 발병 가능성과도 밀접하게 연관되어 있습니다. 특히 노화로 인한 신체 변화 가운데 '하체 근력 저하 – 혈액순환 악화 – 자율신경 실조'라는 삼각 구조는 우리 몸 전체의 기능 저하로 이어지는 핵심 연결고리입니다.

이 책은 이 중요한 연결고리를 아주 설득력 있고 구체적으로 풀어냅니다. 단순히 스쿼트를 하라는 메시지를 넘어서, 과학적

배경과 생리학적 기초 위에 '왜 스쿼트인가'에 대한 해답을 제시합니다. 더 나아가, 이 책이 특별한 이유는 '지속 가능성'이라는 키워드에 있습니다. 수많은 건강법이 단발성 유행으로 그치고 마는 현실 속에서, 저자는 독자의 생활 안으로 운동을 가져오는 방법을 제안합니다. 운동을 '잘하는 법'이 아니라, '지속하는 법'을 알려주는 이 책은 그 자체로 탁월한 건강 지침서입니다.

<u>노화는 피할 수 없지만, 퇴보는 선택입니다.</u> 전 세계적으로 평균 수명이 길어지는 지금, '움직일 수 있는 능력'을 얼마나 오래 유지하느냐가 진정한 삶의 질을 결정짓습니다. 그 시작점에 서고자 하는 모든 분께 이 책을 추천합니다.

가천대학교 의과학대학 교수 조휘영

차례

들어가는 글

- 정신력만으로 극복할 수 있을 만큼 인간의 몸은 단순하지 않다 **010**
- 다리를 못 쓰면 인생 전체가 무너진다 **013**
- '스쿼트'를 하면 몸도 마음도 젊어진다! **015**

스쿼트는 최고의 전신운동이며 최강의 건강법이다 **017**

❶ **전신의 근육을 효율적으로 단련할 수 있다**
그래서 발걸음이 가벼운 몸을 만들 수 있다!

❷ **온몸 구석구석까지 맑은 혈액이 순환한다**
그래서 노화와 질병을 막을 수 있다!

❸ **자율신경의 균형을 조절한다**
그래서 마음이 항상 밝다!

제1장 왜 스쿼트일까?

- 거동을 못 해 누워 지내지 않으려면 **023**
- 나이가 들면 인체에는 3가지 큰 변화가 일어난다 **025**
- 사람은 하체가 약해졌을 때 노화를 느낀다 **026**
- 하체의 근력 저하가 거동을 못 해 누워 지내는 계기가 된다 **030**
- 노화로 혈액순환 시스템이 붕괴한다 **031**
- 남성은 30세, 여성은 40세를 경계로 자율신경의 균형이 무너진다 **034**
- 자율신경이 균형을 이루면 몸, 뇌, 마음의 상태가 모두 좋아진다 **036**
- 부교감신경을 활성화하는 '스위치'가 있다 **039**
- 힘든 운동으로는 건강해질 수 없다 **041**
- 스쿼트로 3가지 변화를 통째로 극복할 수 있다 **043**

제2장 실천 스쿼트

- 스쿼트 10가지 수칙 **050**
- 실천 스쿼트 6주 프로그램 **052**

제3장 알수록 더욱 놀라운 스쿼트의 효과

- 스쿼트 하나로 전신의 근육을 단련할 수 있다 **067**
- 체지방을 연소한다 **070**
- 힘이 넘치고 활기차다 **073**
- 허리 통증을 막아준다 **075**
- 혈액순환이 개선되어 쉽게 질병에 걸리지 않는다 **077**
- 혈액순환을 향상해 냉증을 개선한다 **079**
- 어깨 결림, 목 결림이 사라진다 **080**
- 치매를 예방한다 **081**
- 자율신경의 균형을 조절한다 **083**
- 면역력을 높인다 **085**
- 상승효과로 더욱 건강해진다 **087**
- 장을 움직여 변비에 효과적이다 **088**
- '변실금'을 예방한다 **090**
- '요실금'을 예방한다 **091**
- 운동으로 몸에 작은 스트레스를 주면 건강해진다 **093**

제4장 스쿼트로 마음도 젊어진다!

- 오늘이 인생에서 가장 젊은 날이다 **099**

- '심기체'가 아니라 '체기심'이 중요하다   **102**
- 과거를 돌아보면 치료 효과도 떨어진다   **104**
- 오늘부터 새로운 역사를 만들자   **106**
- 죽을 때는 다다미 한 장   **108**

제5장 스쿼트 효과를 높이는 건강 습관

- **습관 1** | 30분 일찍 일어나서 '천천히'를 의식한다   **113**
- **습관 2** | 아침에 일어나면 물 한 잔을 마신다   **116**
- **습관 3** | 아침 햇볕을 쬔다   **119**
- **습관 4** | 뇌가 '쾌감'으로 느끼는 음악을 듣는다   **121**
- **습관 5** | 항상 웃는 얼굴을 의식한다   **124**
- **습관 6** | 하루 한 곳을 정리한다   **126**
- **습관 7** | 스트레스에 감사한다   **128**
- **습관 8** | 한숨을 쉰다   **131**
- **습관 9** | 일기를 쓴다   **133**
- **습관 10** | 질 좋은 잠을 잔다   **135**

마치는 글   **139**

들어가는 글

● 정신력만으로 극복할 수 있을 만큼 인간의 몸은 단순하지 않다

솔직히 말해서 나는 벌써부터 사는 것에 많은 일이 귀찮아졌다. 쉰 살을 넘기면서부터였나. 이걸 하고 싶다, 저걸 하고 싶다 하는 능동적인 생각이 거의 들지 않는다. 가끔 지인이 여행을 가자고 해도 준비부터 이동에 드는 시간과 수고를 생각하면 귀찮아진다. 인터넷으로 경치를 보면 충분하다.

그런 자신에 대해 막연히 '이대로는 안 된다'는 걱정에 '오늘 하루도 최선을 다하자!'고 아침마다 마음을 다잡지만, 무거운 가방을 들고 걷는 것만으로 지쳐버리고 횡단보도를 잔달음질로 건너는 데도 숨이 찬다. 직장에 도착할 때쯤이면 이미 몸은 녹초가 되어버리고 만다. 아침에 다잡은 마음은 완전히 사라지고 그럭저럭 시간의 흐름에 맡긴 채, 그렇게 매일을 살아왔다.

내가 왜 이렇게 되었을까?

쉰 살이 넘으면서 무의식적으로 남은 인생을 역산하게 된다. 평균수명까지 앞으로 몇 년, 연금을 받기까지 앞으로 몇 년, 정년까지 앞으로 몇 년……. 젊을 때는 남은 인생이 보이지 않으니 희망을 품을 수 있었고 재미가 있었다. 하지만 쉰 살이 넘으면 인생은 거의 형태가 만들어져 그 윤곽 안에서만 미래를 그릴 수밖에 없다. '어차피 앞날은 뻔하다'는 생각이 먼저이다 보니 젊을 때처럼 활동적으로 되질 않는다. 게다가 미래라는 시간의 끝에는 '죽음'이 있다. 결국 인생의 끝이 보이니 아예 보고 싶지 않다는 생각에 사로잡혀, 쉰 살을 넘기면서 무기력감에 빠졌다.

그런데 작년, 그런 나를 완전히 바꿔버리는 일이 일어났다.
정말 죽을 뻔한 일을 겪었다.
'쿨럭쿨럭' 기침이 멎질 않아 제대로 숨을 쉴 수가 없었다. 일단 기침이 시작되면 숨을 들이마시고 내쉬는 것조차 어려웠다. 기침을 너무 많이 해서 복근에 내출혈이 생겼을 정도였으니까.
처음에는 1시간 간격으로 기침이 나왔다. 마침 뉴욕 출장이 잡혀있어서 '왜 이러지? 천식인가?' 생각하며 약을 이것저것 챙겨 출장길에 올랐다.
그런데 뉴욕에 도착하자 증상은 더 악화되었다. 멎어야 할 기침 대신 호흡이 멎을 것 같았다.

 의사로서 이럴 때는 겁먹지 않는 게 중요하다는 걸 잘 안다. 겁을 먹고 당황하면 호흡이 더욱 불안정해져서 자칫하면 목숨을 잃을 수도 있다. 그래서 '괜찮아, 안정될 거야' 하고 자신을 다독였지만, 숨을 쉴 수 없었던 수십 초가 너무 길게 느껴졌다. '하나, 둘, 셋, 넷……' 호흡이 돌아올 때까지 시간을 세면서 괜찮아질 거라 생각했지만 '죽음'이라는 단어가 그 순간 머리를 스쳤다. 그렇게 죽음과 마주하는 상황은 몇 시간에 한 번씩 일주일 내내 반복되었다.

 병명은 '급성 후두개염'(acute epiglottitis, 성대 윗부분에 있는 후두개의 감염증)이었다. 후두개가 심하게 붓게 되면 기도를 막아 질식에 이르는 경우가 많은 병이다.

 지금은 증상이 꽤 호전되었지만, 생각지 못하게 죽을 뻔한 경험으로 자연스럽게 숨을 쉴 수 있다는 것이 얼마나 행복한지, 매일 아침 눈을 뜰 수 있다는 것이 얼마나 감사한 일인지 뼈저리게 느꼈다.

 그 일을 겪고 나서 생각했다. '죽다가 살아났는데 하루를 그저 멍하니 흘려보내선 안 된다'고.

 남은 인생, 하루하루를 소중히 웃는 얼굴로 살기 위해서 빼놓을 수 없는 것, 바로 건강이다. 몸이 둔해진 것은 알고 있던 터라 운동부터 시작하자고 결심했다. 하지만 현재 나는 헬스장에 다닐 만큼의 기력은 못 된다. 운동화를 사러 가는 것조차 귀찮으니 말이다. '활기차게 살자!'고 마음먹었지만, 몸은 여전히 따라주지 않았다. 정신력 하나로 모든 걸 극복할 만큼 인간의 몸은 단순하지 않다.

● **다리를 못 쓰면 인생 전체가 무너진다**

그래서 먼저, 에스컬레이터와 엘리베이터를 이용하지 않고 계단으로 걸어 다니기로 했다. 헬스장에 다니는 것은 힘들지만 이 정도는 충분히 할 수 있다고 판단했기 때문이다.

하지만 이것도 처음에는 힘들었다. 2층만 올라가도 숨이 차고 허벅다리가 올라가지 않아서 계단 턱에 발이 걸려 넘어지기 일쑤였다. 그때마다 '역시 늙었어. 마음대로 안 돼' 하는 생각에 마음이 침울해졌다.

그래도 포기하지 않고 1~2주 동안 계속하다 보니 조금씩 계단을 수월하게 오를 수 있게 되었다.

그러자 이런 생각이 들었다.

'뭐야, 아직 할 수 있잖아.'

처음 운동을 시작했을 때는 이대로는 안 된다는 막연한 위기감이 원동력의 전부였다.
그러나 꾸준히 운동할수록 하체에 힘이 생기면서 뭔가 할 수 있는 자신이 그냥 대견하고 기분 좋았다.
어제는 못 했는데 오늘은 할 수 있다. 그리고 '더 잘할 수 있다!'는 밝은 기운이 커졌다. 오랜만에 맛보는 감각이었다.
지금 나는 일상생활의 모든 상황에서 '컨디션이 좋다!'고 느낀다.

노후에 가장 두려운 것은 몸을 움직일 수 없게 되는 일이다. 본인 힘으로 자유롭게 움직이지 못하면 삶에서 많은 것을 잃을 수밖에 없다.
자존심, 삶의 즐거움, 미래에 대한 희망, 금전적인 여유⋯⋯. 즉, 다리를 못 쓰면 인생 전체가 무너질 우려가 있다. 게다가 다리를 못 쓰게 된 원인이 사고나 질병이 아닌 단순히 운동 부족에 있다면 더욱 견딜 수 없을 것이다. 노후를 천국으로 만드느냐, 지옥으로 만드느냐는 지금의 자신에 달렸다.

● **'스쿼트'를 하면 몸도 마음도 젊어진다!**

계단 걷기를 하면서 컨디션이 좋아지자 이번에는 어떻게 하면 더욱 효율적으로 하체를 단련할 수 있을까를 생각했다. 고심 끝에 다다른 결론이 바로 '스쿼트'다.

스쿼트라고 하면 너무 친숙한 운동이어서 오히려 상상이 안 갈 수도 있다.

'새삼스럽게 무슨 스쿼트?' '스쿼트는 누구나 할 수 있는 게 아닌가?' '하체는 튼튼해질 것 같긴 한데, 그게 전부인가?' 하는 이런저런 의문이 들 것이다.

물론 스쿼트는 누구나 잘 아는 일반적인 운동이다. 오래전, 체육 수업이나 방과 후 동아리 활동에서 해본 경험이 있는 사람도 많을 것이다. 그러나 그 방식은 다양하다. 양손을 머리 뒤쪽에 깍지를 낀 채 하는 사람도 있고, 팔을 앞으로 뻗어서 하는 사람도 있다. 무릎을 크게 구부리는 사람이 있는가 하면, 엉덩이를 뒤로 쭉 내밀 듯이 하는 사람도 있다. 이렇게 다양한 자세가 나오게 된 이유는 '스쿼트는 무조건 쭈그리고 앉으면 된다'고 생각하기 때문이다. 그래서 일반적인 운동인데도 지금까지 바른 자세가 확립되지 않은 게 사실이다.

바른 자세란 가장 건강 효과를 높일 수 있는 자세를 말한다. 누가 하든 다치거나 사고가 쉽게 나지 않는 안전한 자세이기도 하다.

그래서 나는 의학적인 지식을 토대로 건강 효과를 최대한 높이는 동시에, 누구나 안전하게 할 수 있는 올바른 스쿼트 방법을 검증할 수 있었다.

처음에는 나 자신도 '계단을 수월하게 올라가기 위해서'라는 작은 계기로 스쿼트를 시작했지만, 효과를 조사하면서 흥미로운 사실을 알게 되었다. 스쿼트에는 하체 근육을 단련할 뿐만 아니라 면역력 향상, 치매 예방, 요실금 방지, 변비 개선, 마음을 긍정적으로 만드는 작용 등 놀라운 효과가 많이 숨어있었다.

스쿼트를 하는 것만으로 당신의 인생은 확실히 달라질 것이다. 오늘을 활기차게 보낼 수 있는 넘치는 에너지, 내일도 열심히 살자는 적극성과 그것을 실현해주는 가벼운 육체를 갖게 될 것이다.

스쿼트가 별거 아닌 것 같지만 건강기능 효과가 입증된 중요한 운동이다. 이 책에서 알려주는 바른 자세를 실천하면 반드시 당신의 행복한 미래를 만들 수 있을 것이다.

스쿼트는 최고의 전신운동이며 최강의 건강법이다

❶ 전신의 근육을 효율적으로 단련할 수 있다
그래서 발걸음이 가벼운 몸을 만들 수 있다!

쭈그리고 앉는 동작을 반복하는 스쿼트로 온몸의 근육을 단련할 수 있다. 걷는 동작에 없어서는 안 되는 넙다리네갈래근(대퇴사두근, 넙다리 앞쪽에 있는 강하고 큰 근육으로 4개의 근육으로 되어 있다)을 비롯해, 장(腸)을 규칙적으로 수축하여 내용물을 밀어내는 '장 근육', 변이 새는 것을 막는 '항문 괄약근', 소변이 새는 것을 막는 '골반저근육' 등 평소에는 의식하지 않는 근육에도 효과적이다. 일반적인 근육운동으로는 단련하기 어려운 근육에도 자극을 주어서 튼튼하게 할 수 있으므로 몸속부터 건강해진다.

❷ **온몸 구석구석까지 맑은 혈액이 순환한다**
　그래서 노화와 질병을 막을 수 있다!

머리끝에서 발끝까지 온몸에 산소와 영양을 공급하는 혈액의 흐름은 건강의 핵심이다. 스쿼트를 함으로써 혈액순환이 촉진되어 다음과 같은 큰 효과를 기대할 수 있다.

　치매 예방/ 심장병 위험률 저하/ 뇌 질환 위험률 경감/ 동맥경화 예방/ 당뇨병 예방/ 골다공증 예방/ 와병(臥病) 방지/ 면역력 향상/ 냉증 개선/ 목 결림, 어깨 결림 개선/ 자연 치료력 향상/ 피부 탄력 유지/ 독소 제거 등

❸ **자율신경의 균형을 조절한다**
　그래서 마음이 항상 밝다!

숨이 차는 힘든 운동을 하면 자율신경의 균형이 깨진다. 그러나 천천히 심호흡하면서 실천할 수 있는 스쿼트라면 자율신경의 균형을 조절하는 것이 가능하다. 마음이 편해지므로 사소한 일에 짜증 내지 않고 매일 웃는 얼굴로 즐겁게 지낼 수 있다.

스쿼트를 하는 것만으로
당신의 인생은
확실히 달라질 것이다.

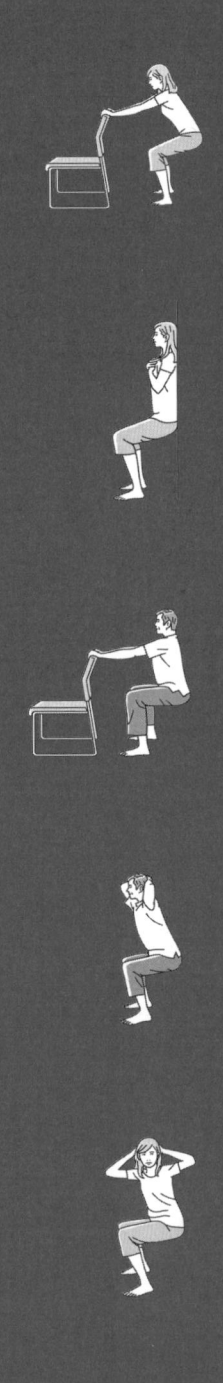

제 1 장

왜 스쿼트일까?

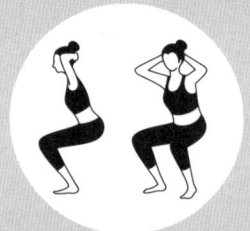

죽기 전까지 걷고 싶다면
스쿼트를
하라

거동을 못 해
누워 지내지 않으려면

일본은 세계 제일의 장수국가다. 그러나 그런 일본인의 '네타키리(寝たきり, 거동을 하지 못 해 누워서만 지내는 상태) 햇수*'를 보면 상당히 좋지 않은 결과를 알 수 있다.

- '네타키리 햇수'는 평균수명에서 건강수명(건강상의 문제로 일상생활에 제한받지 않고 생활할 수 있는 기간)을 뺀 햇수를 나타내는 조어(造語)다.

> 남성: (평균수명) 80.21세 – (건강수명) 71.19세 = (네타키리 햇수) 9.02년
> 여성: (평균수명) 86.61세 – (건강수명) 74.21세 = (네타키리 햇수) 12.4년
> 출전: 후생노동성 건강일본21(제2차) 추진전문위원회 심의 자료 2014년

다른 나라의 '네타키리 햇수'의 평균이 7년 정도인데 비해 일

본의 경우는 약 10년에 이른다. 평균수명에서 건강수명을 뺀 수치이므로 꼭 누워서만 지낸다고는 할 수 없지만, 혼자 힘으로 자유롭게 생활할 수 없는 기간이 이렇게 길다는 것에 놀라웠다.

당신이 바라는 미래가 단순히 숨만 쉬고 살아있는 상태는 아닐 것이다. 간호와 지원을 필요로 하거나 거동을 못 해 누워 지내는 일 없이 자신이 원할 때 좋아하는 장소에 자유롭게 갈 수 있는 건강한 몸을 바랄 것이다. 건강하게 오래 살지 않으면 의미가 없다. 그렇게 생각하지 않는가?

- 무릎과 허리가 아파서 생각대로 움직일 수 없다
- 화장실에 가는 것도 일일이 남의 손을 빌려야 한다
- 하루 종일 온몸의 뼈마디가 아파서 제대로 잠을 잘 수 없다
- 그저 천장을 멍하니 바라보는 일상이 매일 반복된다

이런 자신을 상상하는 것은 어렵지 않다.

지금은 몸에 다소 이상이 생겨도 일상생활에 크게 불편을 느끼지 않는 사람이 대부분일 것이다. 그래서 절박한 문제로 자신의 몸과 마주하지 않고 운동의 필요성도 느끼지 못한다. 사실 그것은 어쩔 수 없다.

그러나 나이가 들어서도 자기 몸을 돌보지 않는다면 활기차고 밝은 미래는 기대할 수 없다.

나이가 들면 인체에는
3가지 큰 변화가 일어난다

건강한 노후를 보내기 위해서 지금 우리가 할 수 있는 일은 무엇일까? 그 답을 얻으려면 지금 자신의 몸 상태를 알아야 한다.

나이가 들면 우리 몸은 무엇이 어떻게 달라지는지, 어떤 기능이 쇠약해지고 어떻게 대처해야 하는지 그것들을 생각해보자.

사람은 나이가 들면 몸의 여러 기능이 저하한다. 그중에서도 특히 몸과 마음에 영향이 큰 것을 꼽으면 다음의 3가지다.

❶ 근력 저하
❷ 혈액순환 악화
❸ 자율신경계 균형의 부조화

이것은 나이가 들면 모두에게 일어나는 큰 변화다.

문제는, 이 3가지가 서로 영향을 주기 때문에 1가지 증상이 생기면 다른 2가지 증상도 연쇄적으로 나타나므로 몸의 상태가 점점 나빠진다는 것이다.

하지만 안심해도 좋다. 아무것도 하지 않으면 반드시 찾아오는 이 3가지 변화는 자기 힘으로 조절할 수 있다. 즉, 3가지 변화도 제어할 수 있음은 물론 천수를 누릴 때까지 건강하게 걷고, 웃고, 마음도 젊게 살 수 있다.

이 3가지 변화에 대해서 차례로 설명하려고 한다.

사람은 하체가 약해졌을 때 노화를 느낀다

마음은 청춘인데 몸이 따라주지 않는 상황은 일상에서 생각보다 자주 부딪힌다.

예를 들어, 횡단도보를 건널 때가 그렇다. 파란불이 점멸 신호로 바뀌기 시작하면 종종걸음으로 걷기 시작한다. 머릿속에서는 씩씩하게 뛰어가는 자신의 모습을 그리지만, 현실은 다리가 꼬이는 것 같아서 예전처럼 씩씩하게 뛸 수 없다. 젊을 때처럼 날렵하게 움직이지 못하는 자신에게 놀랄 것이다.

인간이 노화를 자각하는 것은 하체의 힘이 빠졌다고 느낄 때가 아닐까 싶다. 걷고 서는 일은 하루에도 수없이 반복하는 동작이라서 약간의 위화감에도 가장 민감하게 알 수 있다. '평소와 뭔가 다르다'라는 몸의 불편함은 하체가 약해지면서 시작되는 경우가 많다.

실제로 노화에 의한 근력 저하는 상체보다 하체가 현저하다. 일반적으로 근육량은 20대를 정점으로 조금씩 감소하기 시작하는데, 그중 넙다리네갈래근(대퇴사두근)의 노화는 특히 심각해서 70세까지 약 3분의 1에 해당하는 근육이 사라진다.

그럼 하체의 근육이 저하하면 구체적으로 어떤 위험이 있는가?

- 동계(動悸: 두근거림), 숨참
- 냉증
- 부종
- 심장병

- 당뇨병
- 골다공증

대충 열거해도 이 정도다.

하체 근력이 저하하는 것은 단순히 '걸으면 힘들다' '발이 걸려 넘어지기 쉽다'는 것 외에 온몸에 다양한 영향을 미친다.

나이와 근육량의 추이(넙다리네갈래근)

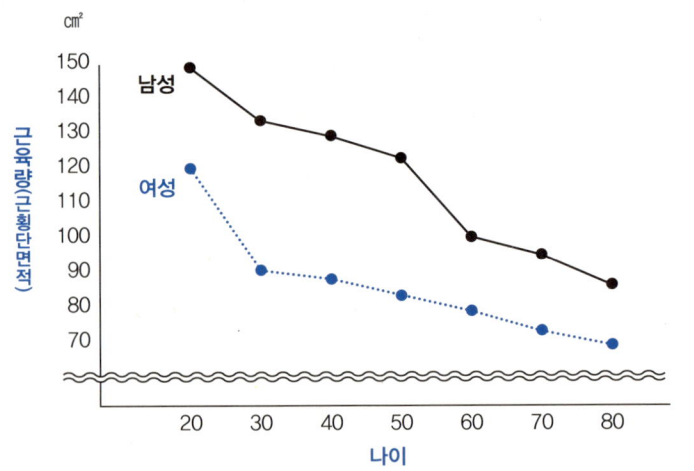

출전: 쓰쿠바대학 대학원 구노연구실(筑波大學大學院 久野硏究室)

하체에는 중력의 영향으로 약 70%의 혈액이 모여있다. 때문에 하체 근육은 혈액을 심장으로 보내는 펌프 기능을 갖추고 있다. 근육이 수축과 이완을 반복하여 마치 착유(搾乳)하는 것처럼 혈액을 상반신으로 밀어 올리는 것이다.

이때 하체의 근력이 저하하면 충분한 혈액을 심장으로 보낼 수 없게 된다. 그러면 심장이 하체의 펌프 기능을 보충하기 위해서 혈압을 올린다. 그 결과 심장 활동이 저하되고 두근거림과 숨참, 냉증, 부종 등 온몸에 악영향을 미치게 되는 것이다.

또, 근육량이 줄면 체내의 당(糖)이 소비되기 어려워져 혈당치가 오르기 쉽다. 게다가 지방이 축적되고 혈관의 노화가 진행되어 당뇨병과 심장병에 걸릴 위험도 커진다.

근육과 뼈의 관계도 간과할 수 없다.

뼈는 근육을 사용하면 할수록 자극을 많이 받아 강해지고 튼튼해진다. 그중에서도 넙다리(대퇴) 근육은 특히 관계가 밀접해서 넙다리 근육량이 많은 사람일수록 뼈의 강도도 높다. 거꾸로 근육량이 적은 경우는 뼈에 주는 자극이 그만큼 감소해 뼈가 약해지고 골다공증에 걸리기 쉽다.

하체의 근력 저하가 거동을 못 해 누워 지내는 계기가 된다

하체의 근력 저하가 삶의 질에 주는 영향은 결코 적지 않다.

하체가 약하면 조금만 걸어도 쉽게 지쳐버리고 서고 앉는 것도 힘들어진다. 아침에 잠에서 깨어 '으쌰' 하고 일어선 순간, 자신이 늙었다는 걸 알게 되고 발놀림도 무거워져서 점점 '노인다운 생활'을 강요받게 될 것이다.

거동을 못 해 누워 지내는 계기로 가장 많은 것은 뇌경색, 뇌출혈 등의 뇌혈관 장애인데, 그다음으로 많은 것이 골절이다. 고령자의 근육은 일주일 동안 거동을 못 하고 누워있으면 20%, 5주를 누워있으면 96%나 소실되기 때문에 골절 치료로 거동을 한동안 못하면 이후 자력으로 걸을 수 없게 되는 경우를 많이 볼 수 있다.

특히 다음과 같은 사람은 하체 근력이 이미 쇠약해지기 시작했을 우려가 있으므로 주의가 필요하다.

- 걷는 것이 무서워졌다
- 약간의 단(段)차이에도 발끝이 걸려 넘어지기 쉽다

- 걸음이 느려졌다
- 보폭이 좁아졌다
- 집에 있을 때 누워있는 시간이 많아졌다

하체의 근력이 저하하면 걸을 기회가 줄고 그로 인해 근력은 더욱 저하하는 악순환에 빠진다. 친구와 여행을 가거나 손주와 놀아주고 취미를 즐기는 등 삶의 질을 유지하기 위해서는 자유롭게 움직일 수 있는 튼튼한 하체를 가져야 한다.

노화로
혈액순환 시스템이 붕괴한다

노화로 생기는 인체의 3가지 변화 중 두 번째 '혈액순환 악화'에 대해서 알아보자.

심장에서 나온 혈액은 동맥을 거쳐 온몸으로 보내지고, 약 1분 동안 전신을 돌아서 다시 심장으로 돌아온다. 이 흐름을 '혈액순환'이라고 한다.

온몸을 순환하는 혈액은 주로 다음과 같은 역할을 한다.

- 수분을 유지한다
- 산소와 영양을 공급한다
- 노폐물을 회수한다
- 면역세포를 운반한다
- 체온을 유지한다

혈액순환이 잘되면 우리 몸에 있는 37조 개의 세포 하나하나에 산소와 영양, 열이 전달되고, 불필요한 것은 배출된다(참고로 인체의 세포 수가 이전에는 60조 개라고 알려졌지만, 최근에는 37조 개라는 설이 유력하다). 그리고 세포는 정상적으로 재생되어 건강하고 활기찬 상태의 몸이 만들어진다.

그러나 안타깝게도 혈액의 흐름은 노화와 함께 정체되기 쉽다.

혈액순환이 저하하는 원인으로 운동 부족과 호르몬 불균형, 흡연, 음주 등 여러 가지가 있지만, 그중 중요한 요인은 노화에 따른 모세혈관 수의 감소다.

2008년에 발표된 벨기에 리에주 대학병원의 연구에 의하면 60세 이상의 모세혈관 수가 20대보다 40%나 감소한 것이 확인

되었다.

'모세혈관이 40% 감소'한다고 들어도 쉽게 상상이 가지 않을 뿐더러, '모세혈관은 아주 가느다란 혈관이고 그런 혈관이 40% 감소해봤자 큰 영향은 없을 것 같은데?'라고 생각하는 사람도 있을 것이다.

하지만 절대 그렇지 않다. 사실 모세혈관은 전신 혈관의 99%를 차지하고 있고, 게다가 산소와 영양을 공급할 수 있는 것은 모세혈관뿐이다. 큰 혈관을 구성하는 세포에 영양을 공급하는 것 또한 모세혈관의 역할이다.

따라서 두꺼운 혈관이 탄력 있는 건강한 상태가 되려면 모세혈관의 혈액순환이 원활해야 한다. 그리고 37개 조의 세포에 영양을 공급하기 위해서도 모세혈관의 혈액순환은 중요하다. 혈액순환이 저하되어 온몸의 세포에 산소와 영양이 충분히 공급되지 않으면 간과 폐 등 장기의 에너지도 부족해진다. 혈액순환의 저하가 여러 가지 기능 저하와 질병을 초래한다는 말이다.

남성은 30세, 여성은 40세를 경계로 자율신경의 균형이 무너진다

나이가 들면 저하하는 것은 근력과 혈액순환만이 아니다. 자율신경의 균형도 무너진다.

자율신경이란 무엇인가?

예를 들어, 우리는 평소에 '혈액을 흐르게 하자'고 의식하지 않아도 혈액은 순환한다.

물론 사람에 따라서 혈액순환이 좋고 나쁨은 있겠지만, 혈액이 머물러서 전혀 흐르지 않는 일은 없다. 그렇게 할 수 있는 것은 자율신경이 작용하기 때문이다.

자율신경은 인체의 혈관 전체(연결하면 지구 2바퀴 반의 길이다)를 따라 연결된 신경으로 내장기관 전체, 특히 혈액순환을 조절하는 신경이다.

앞에서 혈액순환을 설명할 때 언급한 것처럼 온몸의 세포에 산소와 영양을 공급하는 것이 건강의 핵심이다. 따라서 혈액순환을 조절하는 자율신경의 균형을 유지하는 것은 건강을 지키기 위해서 반드시 필요하다.

자율신경은 혈액의 흐름을 조절하는 것 외에 체온 조정과 위장운동, 면역 등도 관장한다. 뇌에서 명령을 받지 않고 독자적으로 기능할 수 있는 인체의 중요한 생명유지 장치이기도 하다.

그러나 안타깝게도 자율신경의 활동은 나이를 먹을수록 둔해진다.

남성은 30세, 여성은 40세를 경계로 자율신경을 구성하는 2가지 신경인 '교감신경'과 '부교감신경'의 균형이 깨지고, 이후 10년마다 15%씩 활동이 저하한다.

자율신경의 균형이 무너지면 혈액순환이 나빠지는 것은 물론, 몸과 마음에 다음과 같은 여러 가지 문제가 발생하기 쉽다.

- 면역력 저하
- 당뇨병
- 고혈압
- 전신의 권태감
- 두통
- 어깨 결림
- 두근거림
- 부정맥
- 불면증

- 변비
- 잦은 짜증
- 집중력 저하

자율신경은 온몸에 퍼져있는 신경이기 때문에 이상이 생기면 그 여파가 전신에 미친다. 한마디로 인생의 질이 저하한다.

자율신경이 균형을 이루면
몸, 뇌, 마음의 상태가 모두 좋아진다

건강을 생각할 때 자율신경의 균형은 매우 중요하므로 좀 더 자세히 알아보자.

자동차에 비유하면 '교감신경'은 '액셀러레이터'로, 교감신경의 활동이 활발해지면 혈관이 수축해 혈압이 상승한다. 기분은 고양되거나 안절부절못하고, 들뜬 상태가 된다. 참고로 '절박한 상황'에 처하면 평소에는 상상할 수 없는 엄청난 힘이 나오는 경우가 있는데 그것은 교감신경이 극도로 높아진 상태일 때다.

부신피질에서 아드레날린이 분비되면 뇌의 한계를 벗어나, 평소에는 20%밖에 사용하지 않는 근력을 100%로 사용할 수 있게 되기 때문이다.

반면에 '부교감신경'은 '브레이크'라고 할 수 있다. 부교감신경의 활동이 활발해지면 몸은 긴장을 푼 상태가 되고 마음은 평온해진다. 혈관은 적당히 느슨해져서 혈압이 저하한다.

<mark>교감신경과 부교감신경 모두 높은 수준으로 활발하게 작용할 때 몸과 마음이 가장 좋은 상태가 된다.</mark> 교감신경과 부교감신경은 항상 균형을 맞추는데, 시소처럼 한쪽이 올라가면 다른 한쪽은 내려가는 방법으로 균형을 맞추는 것은 아니다. 교감신경이 10 수준으로 작용하면 부교감신경도 똑같이 10 수준으로 작용하는 것이 이상적이다.

자율신경이 높은 수준으로 균형을 이루면 교감신경과 부교감신경이 번갈아 혈관을 수축하고 이완한다. 혈관이 힘차게 움직이면 혈액순환이 잘되므로 온몸의 세포에 산소와 영양이 골고루 공급되어 컨디션이 좋아진다. 더불어 뇌에 산소와 영양이 충분히 공급되어 의식도 양호하게 유지된다. 높은 집중력과 직감력이 생기고, 마음이 차분해지지만 그렇다고 멍하니 있는 것은 아니다. 다시 말해 자율신경이 균형을 이루면 몸, 뇌, 마음이 최

고의 효율을 발휘할 수 있게 되는 것이다.

자율신경의 균형이 심신의 상태를 결정짓는다

높다 ↑
교감신경

△ 교감신경 ↑
　　부교감신경 ↓

× 혈액순환이 나쁘다
× 사소한 일에 화내기 쉽다
× 주위가 눈에 들어오지 않는다
◎ 기분이 들뜨고 의욕이 넘친다

○ 교감신경 ↑
　　부교감신경 ↑

◎ 혈액순환이 원활하고
　 병에 쉽게 걸리지 않는다
◎ 쉽게 지치지 않는다
◎ 집중력이 높아진다
◎ 마음이 평온하고 짜증이 없다

× 교감신경 ↓
　　부교감신경 ↓

× 혈액순환이 매우 나쁘다
× 쉽게 피곤해진다
× 얼이 빠진 상태이다

△ 교감신경 ↓
　　부교감신경 ↑

× 혈액순환이 나쁘다
× 자주 멍하니 있는다
× 의욕이 나질 않는다
◎ 마음이 평온하고 짜증이 없다

낮다 ──── 부교감신경 ───→ 높다

부교감신경을 활성화하는
'스위치'가 있다

자율신경의 균형을 양호하게 유지하는 핵심은 부교감신경을 활성화하는 것이다. 바쁜 매일을 보내면서 스트레스 과다 상태인 현대인은 교감신경이 항진되어 있다. 그래서 자율신경의 균형은 주로 부교감신경이 오르내리는 것으로 유지된다.

하지만 안타깝게도 부교감신경의 기능은 나이와 함께 저하한다.

앞에서 자율신경의 활동은 남성이 30세, 여성이 40세를 경계로 둔해진다고 했는데, 그것은 부교감신경의 기능이 그 시기에 뚝 떨어지기 때문이다. 반면에 교감신경은 나이의 영향을 거의 받지 않는다. 그래서 활발한 기능의 교감신경과 나이가 들면서 저하하는 부교감신경이 서로 맞지 않아 균형이 깨지는 것이다.

부교감신경은 나이 이외에도 운동 여부, 마음의 상태, 수면의 질, 외부환경 등 여러 요인으로 하루 사이에도 빠르게 변동한다.

이렇게 변동이 심한 부교감신경의 정도를 의식적으로 활성화해야만 자율신경의 균형을 조절해 최고의 건강을 얻을 수 있다.

부교감신경을 활성화하는 최대 포인트는 바로 '호흡'이다. 부교감신경 자체를 조절할 수는 없지만, 부교감신경과 호흡은 이어져 있다. 따라서 의식적인 호흡을 통해 간접적으로 부교감신경을 조절할 수 있다.

호흡은, 깊은 호흡을 할수록 부교감신경이 강화된다. 깊은 호흡을 하면 목 부위에 있는 압수용체(壓受容體)라는, 부교감신경을 활성화하는 스위치가 반응하기 때문이다. 깊게 호흡함으로써 부교감신경을 활성화하는 스위치가 켜지고 혈액순환이 활발해져서 심신의 컨디션이 좋아진다.

호흡과 부교감신경은 연결되어 있기 때문에 '깊은 호흡을 한다 → 자율신경이 균형을 이룬다 → 혈액순환이 좋아진다'는 흐름은 그 반대도 성립한다. 혈액순환이 좋아지면 자율신경의 균형이 조절되고 호흡도 깊어진다.

신기하게 생각되겠지만, 인간의 몸은 독립된 기관의 집합체가 아니라 모든 것이 연동해 작용하는 하나의 생명체다. 그렇게 생각하면 서로 영향을 주는 것은 당연하다.

힘든 운동으로는
건강해질 수 없다

지금까지 노화로 일어나는 3가지 변화 '근력 저하' '혈액순환 악화' '자율신경 불균형'에 대해서 이야기했다. 이들 변화로 병에 걸리기 쉽고 인생의 질이 저하되는 것이다.

그렇다면! 원인을 알면 답을 도출하는 것은 간단하다. 건강하고 웃음이 넘치는 미래를 위해서는 근력 저하를 막고, 혈액순환을 유지하며, 자율신경의 균형을 조절하면 되는 것이다.

그렇게 하는 데 필요한 것은 운동이다. 특히 근력 저하는 운동밖에 막을 방법이 딱히 없다.

이렇게 운동의 필요성을 말하면 대부분 사람은 "당장 헬스장에 가겠다" "매일 아침 조깅을 하겠다"며 갑자기 무리한 최선을 다하려고 한다.

그러나 힘든 운동은 오래가지 못한다. 또, 격한 운동이라고 그 효과가 큰 것도 아니다. 오히려 단점이 많다. 힘들게 시간, 돈, 체력을 쓰며 운동하면서 되레 역효과가 되어버리는 일은 피해야 하지 않겠는가.

'하지만 한 번에 많이 해서 빨리 효과를 보고 싶다!'는 사람도 있을 수 있다. 기분은 이해하지만, 그 발상에는 어쩌면 자율신경의 불균형이 숨어있을지도 모른다. 자율신경의 균형이 깨지면 시야가 좁아져서 극단적으로 실현 거리가 먼 것에 손을 뻗기 때문이다.

건강해지는 데는 부담 없는 가벼운 발놀림으로 조금씩 착실하게 실행하는 것이 중요하다.

이렇게 말해도 '그래도 역시 힘든 운동이 효과적이지 않을까?' 내심 걱정하는 사람들을 위해서 숨이 찰 만큼 힘든 근력 운동을 했을 때 노화로 일어나는 3가지 큰 변화를 극복할 수 있는지 장단점을 알아보자.

과제 1: 근력 저하를 막을 수 있을까?
- O 근육을 혹사하는 것으로 강인한 근력이 키워진다
- × 생각지 못한 부상을 입을 위험이 높다

과제 2: 혈액순환이 좋아질까?
- O 특히 하체를 움직이는 것으로 혈액순환의 향상을 기대할 수 있다
- × 호흡이 얕아지므로 활성산소가 증가해 노화가 촉진된다

과제 3: 자율신경의 균형이 조절될까?
- × 호흡이 얕아져서 부교감신경의 활동이 저하된다
- × 격한 운동으로 아드레날린이 분비되어 교감신경이 비정상적으로 항진된다

이처럼 힘든 근력 운동은 일장일단이 있지만, 장점보다는 단점이 조금 더 많다고 할 수 있다. 그럼 어떤 운동이 적합할까? 그것은 바로 스쿼트다.

스쿼트로 3가지 변화를 통째로 극복할 수 있다

쭈그려 앉는 운동을 반복하는 스쿼트는 하체 근육 단련에 가장 적합하다. 또, 하체뿐 아니라 상체를 강화하는 것도 가능하다. 하체의 펌프 기능이 향상됨으로써 효과적으로 혈액순환을 촉진할 수 있다. 무산소 운동이 아니란 것도 중요한 핵심이다. 천천히, 크게 호흡하며 운동함으로써 자율신경의 균형도 정돈된다.

더욱 놀라운 것은 스쿼트가 '치매를 예방한다' '변비에 효과적이다' 하는 등의 여러 가지 효과가 있다는 점이다. 스쿼트의 자세한 효과에 대해서는 3장에서 설명하기로 한다.

스쿼트는 지속하기 쉽다는 큰 이점도 있다. 아무리 효과적인 운동도 기분 내킬 때만 하면 효과를 얻을 수 없다. 지금까지 다양한 운동이 알려졌지만, 결국 반짝 인기로 끝난 경우가 매우 많다. 진료 때 환자와 운동에 관해서 이야기를 해봐도 "해보려고는 하는데 실천하기가 쉽지 않다" "몸이 안 따라준다" "할 시간이 없다"는 등 각자 지속하기 어려운 이유가 있었다.

하지만 스쿼트라면 문제없다. 지속하기 어려운 이유를 찾을 수 없다. 나도 지금까지 지속하고 있다. 심신의 컨디션이 좋아지고 활력이 솟는 것을 실감하고 있다.

고민하지 말고 스쿼트를 실천해보자. 단, '배우지 않아도 할 수 있다'고 생각하는 것은 금물이다. 정확한 자세를 알고 터득해야 한다. 사실, 내가 오랜만에 스쿼트를 시작했을 때 며칠 동안 무릎이 많이 아팠다. 쉰여섯 살인 지금의 몸에 적합한 자세를 생각하지 않은 채 이전에 배웠던 스쿼트를 한 것이 원인이었다.

스쿼트는 오래전부터 알려진 일반적인 운동이다. 그래서 모두의 머릿속에 어렴풋이 자세가 그려져 있다. 그러나 그 기억 속 자세는 지금 당신에게 맞지 않다. 고관절도 굳어있고 근력도 떨어졌기 때문이다. 당신의 몸 상태는 이전과 다르다. '지금 몸의 능력'을 자각하자.

따라서 '스쿼트는 안 배워도 할 수 있다'고 자만하지 말고 정확한 자세를 확인하고 실천하자. 그리고 조금이라도 통증이 있다면 통증이 사라질 때까지 무리하지 말고 쉬어야 한다. 조금은 쉬어도 괜찮다.

스쿼트는 배신하지 않는다.

'운동을 지속할 수 없는' 8대 요소와 '스쿼트의 지속 가능 이유'

❶ 지친다 ⟶ 숨이 차지 않는 가벼운 동작이다

❷ 몸이 아프다 ⟶ 단계를 밟아서 실천하기 때문에 괜찮다

❸ 효과를 실감할 수 없다 ⟶ 빠르면 일주일 만에 실감할 수 있다

❹ 동작이 복잡해서 외우기 어렵다 ⟶ 쭈그려 앉는 동작을 반복하는 것이 전부다

❺ 돈이 든다 ⟶ 도구가 필요 없어서 비용이 들지 않는다

❻ 시간이 든다 ⟶ 5분이면 충분하다

❼ 넓은 공간을 필요로 한다 ⟶ 내 몸 하나 누울 공간이면 충분하다

❽ 실외에서 하는 운동은 날씨에 영향을 받는다 ⟶ 실내에서 할 수 있어서 문제없다

스쿼트라면 지속할 수 있다!

현재 당신이 겪고 있는 인체 변화들을 적어보세요.

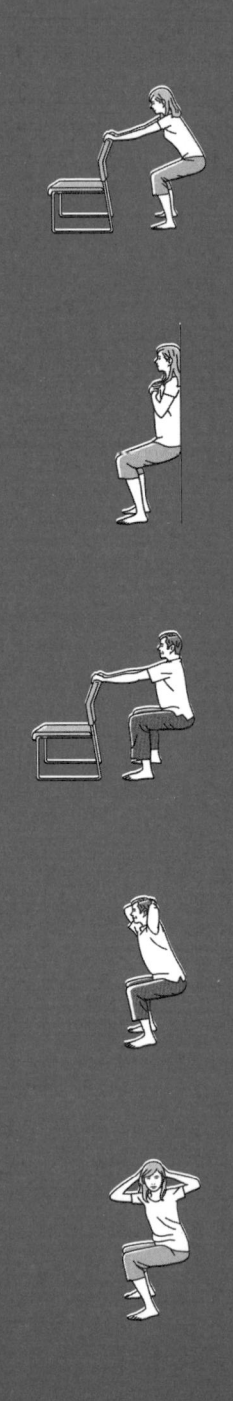

제2장

실천
스쿼트

스쿼트 10가지 수칙

수칙 01 ● **매일, 아침저녁으로 한다**
오늘의 작은 실천이 내일의 활력이 된다.

수칙 02 ● **천천히 한다**
4초에 걸쳐 내려가고 다시 4초에 걸쳐 올라오는 것을 기본으로 한다.

수칙 03 ● **무릎은 90도보다 깊이 구부리지 않는다**
너무 깊이 구부리면 무릎 통증의 원인이 된다.

수칙 04 ● **허벅지에 의식을 집중한다**
뇌가 의식한 근육을 실제로 움직이면 효과가 높아진다.

수칙 05 ● **허리를 구부리지 않는다**
엉덩이와 머리를 바닥과 수직으로 유지한다.
깊이 호흡하기 위해서 중요하다.

수칙 **06** ● **내려갈 때 숨을 내쉬고 올라올 때 숨을 들이마신다**˚
입으로 내쉬고 코로 들이마신다.

수칙 **07** ● **식사 전에 한다**
위장이 쉬는 동안에 하면 몸에 주는 부담이 감소한다.

수칙 **08** ● **샤워나 목욕 전에 한다**
샤워나 목욕 후에는 부교감신경이 활성화되어
졸음이 오기 때문에 실천하기 어렵다.

수칙 **09** ● **넉넉한 옷을 입는다**
옷이 몸에 꼭 끼면 혈액순환에 좋지 않다.

수칙 **10** ● **통증을 느끼면 즉시 중단한다**
무리하지 말고 자신의 상태를 지켜보면서 재개한다.

● 저자가 설명하는 스쿼트는 '장에 효과적'이라는 점을 의식한 것으로, 앉을 때 숨을 내쉬어 장에 더욱 자극을 주는 방식이다. 하지만 호흡에 관해서는 자신이 편하고 익숙한 형태로 해도 무관하다.

평생 건강하게 걷기 위한 첫걸음
실천 스쿼트 6주 프로그램

이런 스쿼트는 NG!

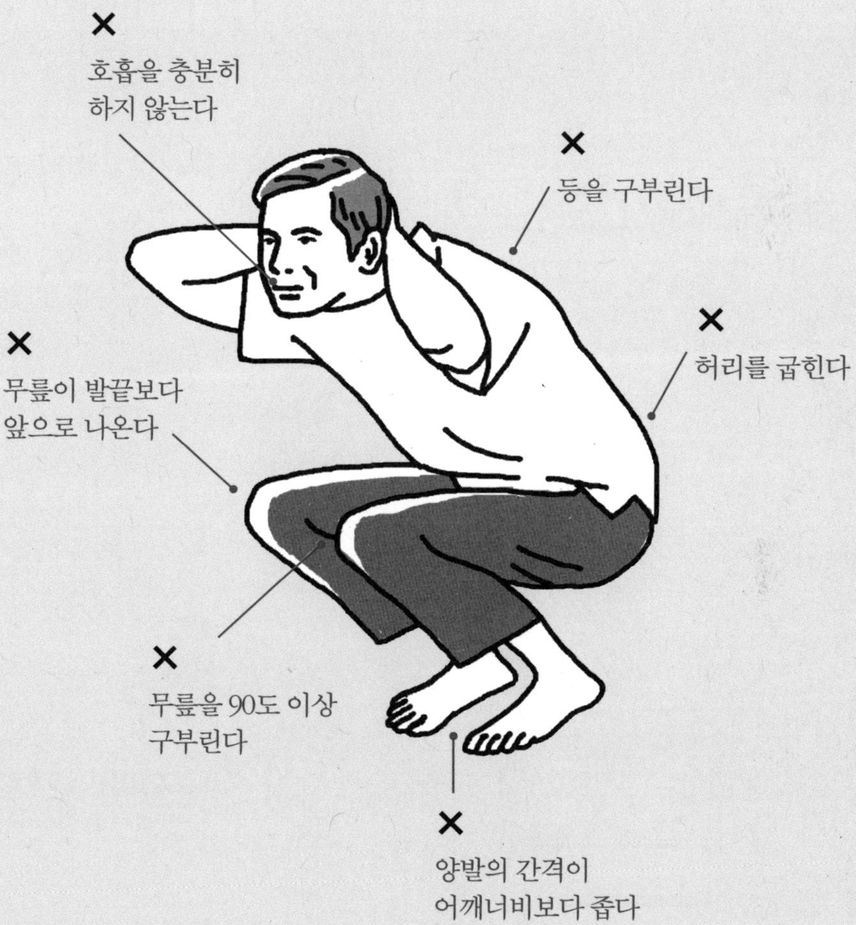

× 호흡을 충분히 하지 않는다

× 등을 구부린다

× 무릎이 발끝보다 앞으로 나온다

× 허리를 굽힌다

× 무릎을 90도 이상 구부린다

× 양발의 간격이 어깨너비보다 좁다

1~3주 차

고관절 풀기

먼저, 굳은 고관절을 풀어주는 운동부터 시작하자.

4초에 걸쳐서 내려가고
4초에 걸쳐서 올라오는 정도로 천천히 한다.

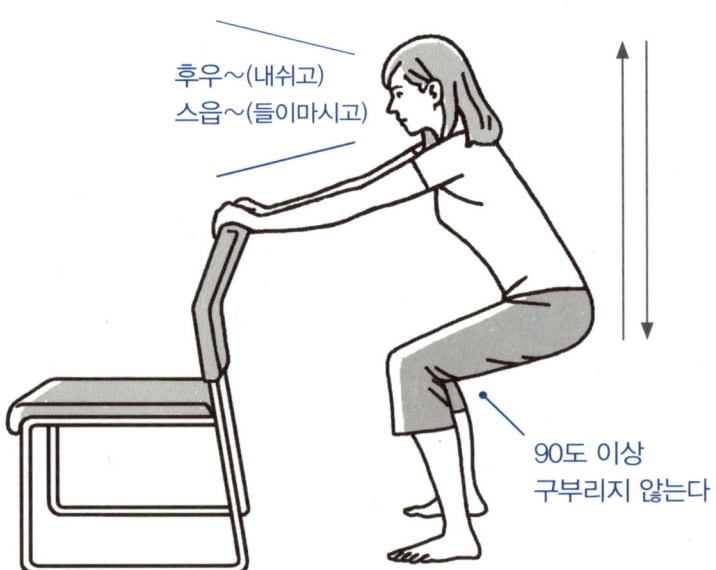

후우~(내쉬고)
스읍~(들이마시고)

90도 이상 구부리지 않는다

step 1 의자 등받이나 테이블을 잡고 양발을 어깨너비로 벌린다.

step 2 등을 펴고 숨을 내쉬면서 천천히 내려간다.
무릎은 90도 이상 구부리지 않도록 주의한다.

step 3 숨을 들이마시면서 천천히 일어난다.
❶~❸까지를 1세트로 한다.

- **1주 차:** 아침저녁으로 1세트×5회
- **2주 차:** 아침저녁으로 1세트×10회
- **3주 차:** 아침저녁으로 1세트×20회

4주 차

등 펴기

허리를 구부리지 않고 등을 반듯하게 펴서
올바른 스쿼트 자세를 연습한다.

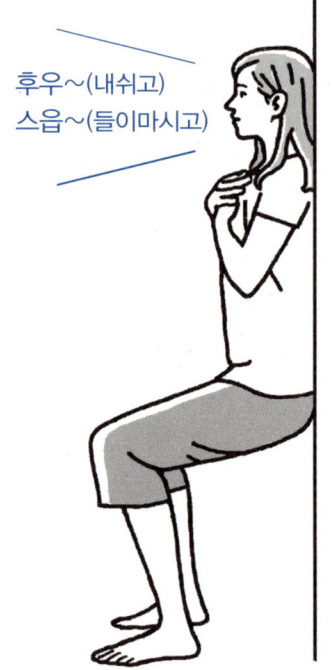

등을 반듯하게 편다.

후우~(내쉬고)
스읍~(들이마시고)

step 1

벽에 등을 기대고 서서 양발을 어깨너비로 벌린다.

양손은 가슴 앞에서 교차한다.

step 2

벽을 의지해 등을 펴고 숨을 내쉬면서 천천히 무릎을 구부린다.

무릎은 90도 이상 구부리지 않도록 주의한다.

step 3

숨을 들이마시면서 천천히 무릎을 펴 처음 자세로 돌아온다.

❶~❸까지를 1세트로 하여 아침저녁으로 20회씩 실시

5주 차

허벅지 준비운동

허벅지에 가해지는 하중을 높여서
스쿼트 자세에 몸을 익숙하게 만든다.

허벅지에 의식을 집중하고
무릎이 90도가 될 때까지 굽힌다.

후우~(내쉬고)
스읍~(들이마시고)

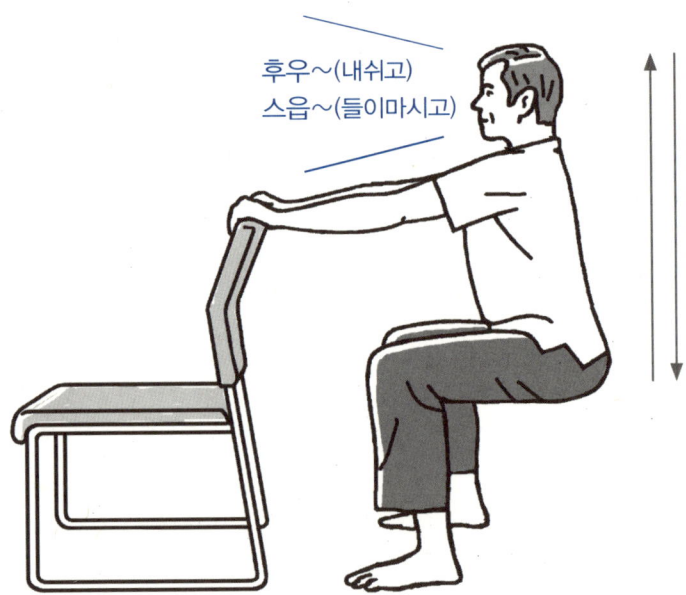

step 1
의자 등받이나 테이블을 잡고
양발을 어깨너비로 벌린다.

step 2
등을 펴고 숨을 내쉬면서
무릎이 90도가 될 때까지 천천히 내려간다.

step 3
숨을 들이마시면서 천천히 무릎을 펴
처음 자세로 돌아온다.

❶~❸까지를 1세트로 하여
아침저녁으로 20회씩 실시

> **6주 차**
>
> # 전신 스쿼트
>
> 호흡을 하면서 온몸에 하중을 줌으로써
> 근력을 키우고 혈액순환을 촉진한다.

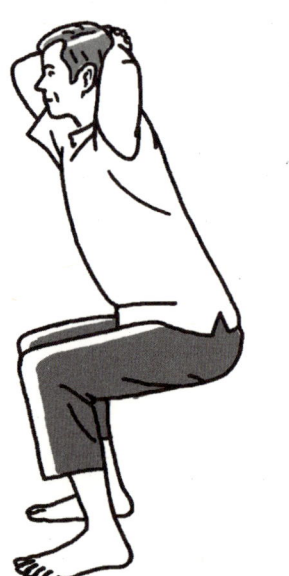

가슴이 압박되지 않도록
등을 펴서 가슴을 연다.

후우~(내쉬고)
스읍~(들이마시고)

허벅지에 의식을 집중하고
무릎이 90도가
될 때까지 구부린다.

step 1

양발을 어깨너비로 벌리고
양손을 머리 뒤쪽에서 깍지 낀다.

step 2

등을 펴고 숨을 내쉬면서
무릎이 90도가 될 때까지 천천히 내려간다.

의자에 앉는다는 생각으로
천천히 무릎을 구부린다.

step 3

숨을 들이마시면서 천천히 무릎을 펴
처음 자세로 돌아온다.

❶~❸까지를 1세트로 하여
아침저녁으로 20회씩 실시

> **응용 동작**

건강한 장(腸)을 위한 스쿼트

상반신을 비트는 것으로 장을 자극한다.
변비, 거친 피부, 쉽게 피로한 사람에게 좋다.

상반신을 비틀어 장을 자극한다!

후우~(내쉬고)
스읍~(들이마시고)

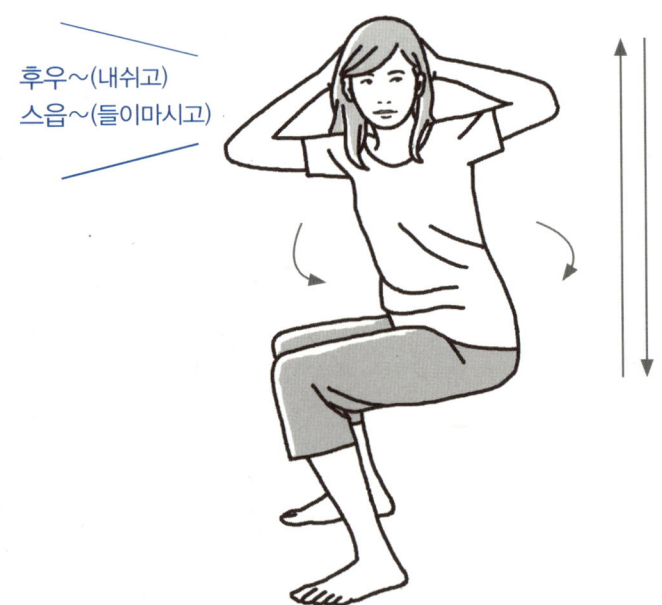

step 1

양발을 어깨너비로 벌리고
양손을 머리 뒤쪽에서 깍지 낀다.

이때 등은 곧게 편다.

step 2

숨을 내쉬며 상체를 천천히 오른쪽으로 비틀면서
무릎이 90도가 될 때까지 내려간다.

step 3

숨을 들이마시면서 천천히 일어나
처음 자세로 돌아온다.

같은 방법으로 왼쪽으로도 비튼다.

- 좌우 1세트로 하여 ❶~❸까지를 아침저녁으로 10회씩 실시
- 6주 차 이후 적절한 시기에 시행

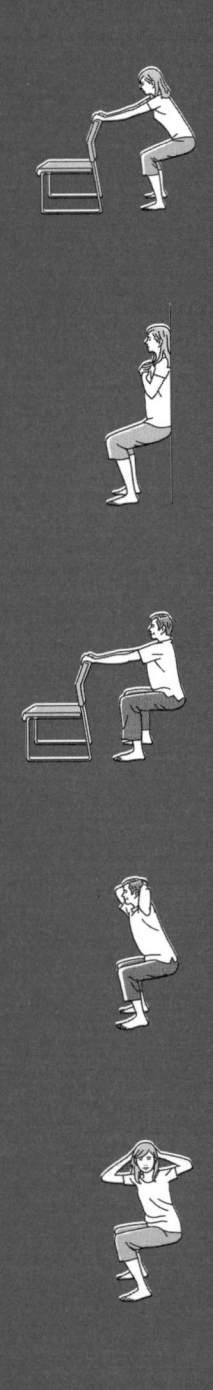

제 3 장

알수록 더욱 놀라운
스쿼트의 효과

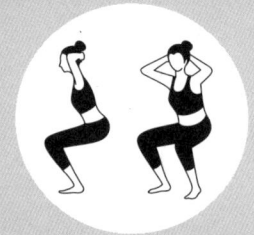

죽기 전까지 걷고 싶다면
스쿼트를 하라

스쿼트 하나로
전신의 근육을 단련할 수 있다

스쿼트를 하는 것으로 '근력 저하' '혈액순환 악화' '자율신경 불균형'을 개선할 수 있다고 설명했는데 '정말일까?' 의심하는 사람도 있을 것이다. 이렇게 단순한 움직임으로 그런 효과를 얻을 수 있다는 게 믿기 어려울 것이다.

그래서 이번 3장에서는 스쿼트의 원리와 효과를 의학적으로 검증하려고 한다. 또, '변비 개선'과 '요실금 방지' 등 스쿼트가 가져다주는 의외의 효능도 소개한다.

먼저, 스쿼트가 근력 저하를 막는 이유부터 시작하자. 쭈그려 앉는 동작을 반복하는 것으로 어떻게 근력 저하를 막을 수 있는 것인가?

쭈그려 앉는 스쿼트 동작은 언뜻 단순해 보이지만 고관절, 무릎관절, 다리관절 등 동시에 많은 관절을 움직이는 복잡한 동작이다. 또한 많은 종류의 근육이 연동해서 움직인다.

넙다리네갈래근(대퇴사두근) 넙다리 앞쪽에 있는 강하고 큰 근육으로, 체중이 실리는 무릎을 구부리고 펴는 기능을 한다. 넙다리곧은근, 바깥쪽넓은근, 안쪽넓은근, 중간넓은근 이렇게 4개의 근육으로 이루어져 있다.

넙다리두갈래근(대퇴이두근) 넙다리 뒤쪽에 있는 긴 근육으로, 체중이 실리는 무릎을 구부리고 펴는 기능을 한다.

모음근(내전근) 넙다리 안쪽을 구성하는 근육으로, 안쪽으로 끌어당기는 기능을 한다.

넙다리빗근(봉공근) 고관절부터 무릎관절에 걸쳐 비스듬히 뻗어 내려가는 가늘고 긴 근육으로, 몸이 흔들리는 것을 막는다.

장딴지세갈래근(하퇴삼두근) 종아리 뒤쪽에 있는 근육으로, 무릎관절을 굽혀주고 발목을 발바닥 쪽으로 내려 바닥 면에서 일어서는 작용을 한다.

큰볼기근, 중간볼기근(대둔근, 중둔근) 엉덩이 근육으로, 엉덩이를 움직이거나 몸을 바로 세우는 기능을 하고 다리를 펴서 넘어지는 것을 순간적으로 막는다.

큰허리근(대요근) 골반 내 근육으로, 허리 양쪽 면에서 시작해 두 다리 사이의 인대 밑을 지나 넙다리뼈의 윗부분 안쪽으로 이어지는 길고 가느다란 근육이다. 고관절을 움직이고 넙다리를 앞으로 굽혀주는 작용을 한다.

배곧은근(복직근) 복부 앞쪽 중앙에 좌우 나란히 아래위로 있는 근육으로, 상반신을 반듯하게 안정시켜준다.

심배근 등 양쪽에 있는 근육으로, 고유배근이라고도 한다. 등을 펴주는 기능을 한다.

스쿼트에서 사용하는 근육은 간단히 열거해도 이 정도다.

온몸 근육의 60%는 하체에 있으므로 스쿼트를 하는 것으로 효율적인 근육을 단련할 수 있다. 그리고 스쿼트를 할 때는 발바닥, 발등, 가슴, 목의 근육도 함께 사용한다. 즉, 스쿼트를 하는 것만으로 온몸의 근육을 단련할 수 있다고 해도 과언이 아니다.

이 중요한 근육은 걷거나 뛰는 것만으로는 충분히 작용하지 않는다. 스쿼트처럼 무릎을 90도로 구부려서 체중을 실어 강한 자극을 줌으로써 보다 큰 근육의 변화를 가질 수 있다.

체지방을 연소한다

나는 종종 환자에게서 "앞으로 몇 킬로그램 더 감량하면 건강에 좋을까요?"라는 질문을 받을 때가 있다. 독자 중에도 허리둘레 지방과 늘어진 체형이 신경 쓰이는 사람이 많을 것이다.

일반적으로, 비만도 지표로 신체질량지수(BMI: Body Mass Index)가 이용된다. 체중을 키의 제곱으로 나눈 값으로 비만도를 측정하는 방법인데, 중요한 것은 계산식으로 얻은 지표보다는 자신의 '체감'이라고 생각한다. 그래서 나는 이상적인 체중을 묻는 환자에게 이렇게 대답한다.

"자신이 가장 건강했을 때의 체중이 당신의 이상적인 체중입니다."

자기 몸은 본인 스스로가 가장 잘 안다. 학창시절이 가장 건강했다면 그때의 체중을 목표로 감량하자.

이때 염두 할 것이 '기초대사'다.

우리 몸에서는 식사로 섭취한 영양소를 활동을 위한 에너지로 변환해 소비하는 시스템, 즉 '대사(代謝)' 작용이 이루어진다. 이 대사에는 다음의 3종류가 있다.

❶ **기초대사(약 60~70%)** 호흡, 체온조절, 심장, 위장 등의 생명유지를 위해 사용되는 최소한의 에너지
❷ **활동대사(약 20%)** 일상의 활동(운동)에서 사용되는 에너지
❸ **식사유도성열대사(약 10%)** 소화, 흡수에 사용되는 에너지

대사를 주로 담당하는 것이 기초대사다. 우리 몸은 잠을 자는 동안에도 혈액이 순환하고 체온을 유지하고 심장, 위장 등 몸의 기관이 활동하기 때문에 항상 에너지를 소비한다. 대사가 좋은

사람은 소비하는 활동도 활발하므로 먹어도 쉽게 살이 찌지 않고 여분의 지방이 쌓이기도 드물다.

반대로 대사가 나쁜 사람은 살이 찌기 쉽고 영양을 섭취해도 효율적으로 이용되지 않는다. 그래서 영양상으로 균형 잡힌 식사를 하고 값비싼 영양제를 먹어도 그것이 영양으로 몸에 받아들여지지 않는다.

하루 기초대사량은 20대를 경계로 10년마다 100kcal씩 줄어든다. 50세, 60세, 나이가 들어도 젊을 때와 똑같이 먹고, 몸을 움직이지 않는 시간이 늘면 살이 찌는 것은 당연하다.

그럼 기초대사량을 높이려면 어떻게 해야 하나. 답은 하체 근육을 단련하는 것이다. 즉, 스쿼트를 하면 된다.

기초대사량과 근육량은 정비례 관계로, 근육이 늘면 저절로 기초대사량도 늘어난다. 스쿼트를 꾸준히 계속하는 것으로 먹어도 살이 찌지 않고, 여분의 지방이 쌓이지 않는 '날씬하고 가벼운 체질'이 될 수 있다.

힘이 넘치고 활기차다

'미토콘드리아'(mitochondria)라는 말을 들은 적이 있을 것이다.

미토콘드리아는 인체를 구성하는 세포 소기관의 하나로, 몸을 움직이는 에너지인 ATP(Adenosine Tri-Phosphate, 인간이 살아가기 위해 사용되는 유일한 에너지)를 만드는 매우 중요한 세포 속 발전소다.

미토콘드리아의 양이 부족하면 에너지 공급량이 불충분해지고 몸 전체의 기능이 쇠약해진다. 즉, 노화가 진행된다는 말이다. 노화가 진행하는 원리는 이렇다.

> 미토콘드리아의 양이 감소한다

> 몸이 이용할 수 있는 에너지양이 감소한다

> 호흡과 체온조절 등, 생명에 관계하는 활동에 우선적으로 에너지가 사용된다

> 그 이외의 부분(뇌나 내장) 기능이 떨어진다

> 노화가 진행된다(쉽게 지치거나 피부가 거칠어진다)

미토콘드리아는 나이가 들수록 감소한다.

노화를 막고 활기찬 몸을 유지하려면 미토콘드리아를 늘리는 것이 중요하다. 실제로 미토콘드리아를 늘리는 것은 가능하다.

방법은 주로 다음 2가지로 말할 수 있다.

❶ 가끔 추위와 공복을 느껴서 세포가 에너지를 만드는 일을 게을리 하지 않게 한다
❷ 근육세포를 늘린다

그렇다, 이것도 스쿼트로 대응할 수 있다. 스쿼트여야 하는 강조점은 또 있다. 사실 미토콘드리아는 자율신경 균형이 무너지면 상처를 입어 기능이 떨어진다. 그러므로 근육세포를 늘릴 때도 힘든 운동은 좋지 않다. 천천히 호흡해서 자율신경을 조절하며 할 수 있는 스쿼트가 가장 적합한 것이다.

허리 통증을
막아준다

스쿼트로 단련할 수 있는 근육 중 하나가 큰허리근(대요근)이다. 이 부분을 단련함으로써 허리 통증과 돌발성 요통을 예방하는 효과를 기대할 수 있다.

큰허리근은 골반 주위를 역 V자 모양으로 덮고 있는, 복부와 하반신을 연결하는 중요한 근육이다. 오랜 시간 앉아서 일하거나, 지하철, 버스, 차를 이용할 시 오래 앉아있으면 큰허리근이 수축한 상태가 지속되어 근육이 서서히 오그라들고 굳어진다. 게다가 큰허리근이 오그라들면서 골반을 끌어당겨 골반이 앞으로 기울어져 등이 구부정해지고 엉덩이가 튀어나오게 된다. 그러면 이번에는 몸이 균형을 잡기 위해 몸을 뒤로 젖히는 기능을 하는 등쪽 근육에 힘이 가해지고, 그 결과 등에 지속적인 하중이 가해져 요통이나 돌발성 요통까지 일으키게 된다.

흔히 '자세가 나쁘면 허리가 아프다'고 하는데, 자세만 바르게 하는 것은 근본적인 해결이 될 수 없다. 큰허리근이 수축한 상태로 굳어있으면 자세를 바르게 하려고 해도 큰허리근이 제대로 늘어나지 않아 등 근육에 하중이 가해지기 때문이다.

거기서 중요한 것이 큰허리근을 제대로 움직이게 하는, 본래 있어야 할 신축성을 되찾는 것이다.

큰허리근은 고관절을 크게 굽히고 벌릴 때 사용되므로 보폭을 넓게 성큼성큼 걸으면 강화할 수 있다. 하지만 대부분 사람은 무릎을 들어 올리며 걸으므로 큰허리근을 거의 사용하지 않고 걷는다. 가령, 보폭을 넓게 걸으려고 해도 큰허리근이 약한 사람은 골반이 앞으로 기울어져 있어 어쩔 수 없이 등이 구부정해진다. 오그라든 범위 내에서만 큰허리근을 사용할 수밖에 없어 제대로 펼 수 없기 때문이다.

그 점에서 쭈그려 앉는 동작을 반복하는 스쿼트는 큰허리근을 효과적으로 단련할 수 있는 운동이다. 특히 '등 펴기'(p54) 동작은 등을 벽에 기대고 하므로 큰허리근을 편 상태로 단련할 수 있다. 구부정한 등이 신경 쓰이는 사람은 골반이 앞으로 기울어지지 않도록 양손으로 골반을 잡고 시행해도 좋다.

혈액순환이 개선되어
쉽게 질병에 걸리지 않는다

스쿼트를 하면 혈액순환이 개선된다.

나이가 들면 모세혈관이 감소한다고 앞에서 설명했는데, 사실은 모세혈관의 수는 늘릴 수 있다.

스쿼트를 하면 산소가 몸 구석구석까지(남아있는 모세혈관의 최대한 끝까지) 보내진다. 그러면 그것이 자극되어 새로운 모세혈관이 만들어진다. 붕괴 직전의 혈액순환 네트워크를 재구축해서 온몸의 혈액순환을 개선할 수 있는 것이다.

그렇다고 해서 힘든 운동을 하는 것은 좋은 방법이 아니다. 모세혈관은 매우 약해서 호흡이 거칠어질 만큼 힘든 운동을 하면 찢어져 버릴 우려가 있기 때문이다. 이런 점에서도 천천히 충분한 호흡을 하며 할 수 있는 스쿼트가 가장 적합한 운동이라고 할 수 있다.

혈액순환이 개선되면 몸의 컨디션이 좋아지는 것은 물론, 여러 가지 질병에 걸릴 위험을 낮출 수 있다.

뇌경색 뇌혈관 일부에 혈전이 생겨서 혈전에 가로막힌 혈관에 산소와 영양이 공급되지 않아 뇌 조직이 죽어버리는 병이다. 뇌세포는 한 번 죽으면 다시 살아날 수 없다. 죽은 세포가 맡고 있던 기능을 상실해 후유증이 생긴다.

당뇨병 단순히 당 성분을 많이 섭취해서 발병하는 것은 아니다. 유전과 생활습관 등 많은 요인이 결합해 발병하는데, 혈액순환 악화는 큰 요인 중 하나다. 혈액순환이 나쁘면 인슐린(혈액 중에 있는 혈당을 온몸의 세포에 거두어들이거나 지방과 근육에 저장하는 기능이 있다)의 분비량이 저하해 혈당 수치가 높아지기 쉽다. 혈당 수치가 계속 상승하면 혈액이 끈적끈적해져 흐름이 나빠지기 때문에 혈액순환은 더욱 악화한다. 이 상태를 해소하기 위해서 몸은 마지막 힘을 짜내어 인슐린을 다량으로 분비하면서 인슐린을 만드는 췌장에 부담을 주고 당뇨병의 원인을 만든다.

두통 만성 두통으로 고통받는 사람이 많다. 혈액순환이 나빠져 일어나는 두통에는 '편두통'(부족한 뇌 혈액의 흐름을 늘리기 위해 혈관을 확장함으로써 주위 신경이 자극을 받아 일어난다)과 '긴장성 두통'(산소와 영양이 부족한 뇌 조직으로부터 통증 물질이 방출되어 일어난다) 이 2가지가 있다. 전부 혈액의 흐름이 부족해서 일어난다.

혈액순환을 향상해
냉증을 개선한다

체온은 낮지 않은데 손가락, 발가락 끝이 차가운 사람이 있다. 열은 제대로 생산하는데 그 열을 말단까지 확산할 수 없기 때문이다. 다시 말해, 혈액순환이 나쁜 것이 이유다.

냉증의 근본적인 원인은 자율신경의 불균형에 있다. 데이터를 보면 냉증이 있는 사람의 90%는 교감신경이 극단적으로 높은 상태다. 특히 여름에도 손가락, 발가락 끝이 찬 사람은 거의 그런 유형이다. 교감신경만 이상하게 높기 때문에 혈액이 몸 구석구석까지 흐르지 못하고 근육도 경직된다. 그 결과 몸이 차고, 감기에 걸리고 쉽게 피곤을 느끼는 몸이 된다.

이러한 냉증 개선을 위해 중요한 것은 부교감신경의 활동을 높여서 자율신경의 균형을 조절하고, 혈액순환을 촉진하는 것이다.

스쿼트를 하면 혈액순환이 좋아지는 동시에 자율신경도 균형을 이룬다. 근육량을 늘리는 데는 몇 개월이 걸리지만, 혈액순환과 자율신경을 조절하는 효과는 바로 볼 수 있다. 쭈그려 앉는 동작을 반복함으로써 하체의 펌프 기능이 작동해 혈액이 흐르기 시작하고 깊은 호흡을 하는 것으로 자율신경이 균형을 이룬다. 그리고 이를 매일 지속함으로써 근육이 단련되어 혈액순환을 촉진하는 힘도 높아진다.

즉효성과 지속할수록 커지는 효과, 그것이 바로 스쿼트의 매력이다.

어깨 결림, 목 결림이 사라진다

목은 항상 머리를 떠받치고 있다. 머리의 무게는 체중의 약 10%나 되기 때문에 머리의 위치가 척추 중앙에서 조금만 벗어나도 근육이 긴장한다.

정상적인 목은 경추가 30~40도로 커브를 이루고 있어 이것이 스프링 역할을 해서 머리 위치가 살짝 벗어나도 하중을 흡수해 목의 근육이 뻣뻣해지는 것을 막을 수 있다.

그러나 책상 앞에서 똑같은 자세로 근육을 혹사하면 근육이 압박을 받아 혈관이 좁아져서 혈액순환이 제대로 이루어지지 않는다. 그래서 목과 어깨 근육이 딱딱하게 굳어버려, 마사지하는 정도로는 뭉침을 해결할 수 없게 되는 지경에 이른다. 근본적으로 어깨 결림과 목 결림을 해소하려면 혈액순환 개선이 필수다.

스쿼트를 하면 온몸의 혈액순환이 좋아지므로 뭉치고 굳어있던 근육에 신선한 산소와 영양을 공급할 수 있다. 뭉침이 개선되는 것은 물론, 산소결핍 상태, 젖산 등의 피로물질이 회수되지 않아 딱딱하게 경직된 근육도 유연성을 되찾게 된다. 그러면 어깨와 목이 움직일 수 있는 범위가 넓어져 높은 곳에 있는 물건을 꺼내거나 이름이 불려서 뒤돌아보는 일상의 동작을 무리 없이 할 수 있다.

치매를 예방한다

치매의 발병 원인은 아직 완전히 해명되지 않았다. 그러나 최근, 치매를 일으키는 가장 큰 위험 인자가 '뇌의 혈액 흐름의 부족'이란 사실이 밝혀졌다.

뇌 조직이 소비하는 산소량은 온몸의 산소 소비량의 약 20%로, 몸에서 산소를 가장 많이 필요로 한다.

그래서 혈액순환이 나빠지면 그로 인한 손상이 조금씩 축적되어 치매를 일으킨다는 것이다.

안타깝게도 치매는 일단 증상이 생기면 회복하기 어렵다. 이미 손상을 입은 뇌 조직은 두 번 다시 재생되지 않기 때문이다. 그러나 예방은 그다지 어렵지 않다. 스쿼트를 함으로써 혈액순환을 촉진해 뇌에 혈액을 공급하면 치매에 걸릴 위험을 낮출 수 있다.

혈액순환이라는 관점 이외에도 스쿼트가 치매 예방에 효과적인 이유는 2가지 더 있다.

하나는 '이를 악물다'는 행위로 인한 효과다.

스쿼트를 할 때는 저절로 이를 악물게 되는데, 사실은 이게 좋은 점이다. 치아는 두개골 내부에서 가장 활발하게 움직이는 기관으로, 이를 악물면 치아의 뿌리 외측에 있는 센서가 반응해서 뇌에 자극을 전달한다. 그래서 이를 악무는 행위는 뇌에 직접적인 자극을 줄 수 있고 뇌세포가 활성화한다.

참고로, 이를 악물면 저작(음식물을 씹음)과 호흡에 관한 근육도 강화하므로 섭식(음식물을 섭취함)과 연하(삼킴)장애를 예방하는 효과도 기대할 수 있다.

다른 하나는, 근육을 단련함으로써 'BDNF'라는 뇌 신경 세포의 성장을 촉진하는 단백질이 분비된다.

BDNF(Brain-Derived Neurotrophic Factor, 뇌유래 신경영양인자)는 뇌의 해마와 대뇌피질 등에 분포하며 운동과 학습경험을 해마에 기억하는 데 중요한 역할을 한다. BDNF를 많이 분비하는 핵심은 '단순한 운동'을 하는 것이다. 복잡한 규칙과 팀으로 겨루는 스포츠가 아니라 동작에 집중할 수 있는 게 좋다는 것이다. 그런 면에서 쭈그려 앉는 동작을 반복하는 것이 전부인 스쿼트는 가장 적합한 운동이라고 할 수 있다.

자율신경의 균형을 조절한다

원래 운동을 하면 자율신경의 균형이 무너지기 쉽다.

특히 힘든 운동을 할 경우 산소를 들이마시는 양이 줄기 때문에 교감신경이 과잉으로 작용한다. 교감신경이 과잉으로 작용하면 혈관이 수축해서 물이 흐르는 호스를 손가락으로 누르고 있는 것처럼 혈액의 흐름이 과하게 빨라지게 된다. 그러면 좁아진 혈관을 적혈구, 백혈구, 혈소판 등이 빠른 속도로 흘러가기 때문에 혈관 내측을 구성하는 세포가 상처를 입고, 그 상처에 혈소판이 걸려서 혈전이 된다. 그 결과, 뇌경색과 심근경색을 일으킬 위험이 커진다.

그러나 스쿼트를 하면 자율신경의 균형이 조절된다. 가장 큰 핵심은 '깊은 호흡'에 있다. 숨이 차는 힘든 운동과 비교해 스쿼트는 천천히 깊은 호흡을 하면서 할 수 있기 때문이다.

물론 '깊은 호흡'을 하면서 하는 운동이 스쿼트만 있는 것은 아니다.

예를 들어, 요가는 호흡을 중시하는 운동으로 알려져 있다. 건강 효과가 매우 높긴 한데, 간혹 동작에 따라서는 체내로 들어오는 산소량이 감소하는 경우도 있다. 깊은 호흡을 하기 위해서는 먼저 충분히 숨을 내쉬어 폐를 비운 다음 산소를 들이마셔야 하는데 몸을 앞으로 숙이는 동작은 폐가 압박을 받아 숨을 완전히 내쉴 수 없기 때문이다.

그 점에서 스쿼트 자세는 항상 상체를 바르게 유지하므로 숨을 깊게 내쉬고 충분히 들이마실 수 있다.

이것은 여담인데, 등을 바르게 편 상태와 상체를 앞으로 구부린 상태일 때 호흡법이 어떻게 변화하는지 간단한 방법으로 확인할 수 있다.

❶ 두 손으로 손수건을 잡고 얼굴에서 30㎝ 정도 거리를 둔다
❷ 등을 바로 펴고 손수건을 향해 '후' 하고 숨을 내뱉는다
❸ 이번에는 상체를 앞으로 굽혀 ❷와 마찬가지로 숨을 힘껏 내뱉는다

등을 바로 펴고 숨을 내뱉을 때는 손수건이 세차게 펄럭거리는 반면, 상체를 앞으로 구부린 상태에서는 살짝 흔들리는 정도였을 것이다. 자세의 차이로 호흡은 이렇게 달라진다.

면역력을 높인다

똑같은 조건의 환경에서 생활했는데도 독감에 걸리는 사람과 걸리지 않는 사람이 있다. 그 차이는 면역력에 있다.

면역이란 이물질로부터 인체를 지키는 방어 시스템으로, 면역력과 자율신경에는 큰 관련이 있다.

면역의 중심을 담당하는 것은 혈액 속의 백혈구다. 백혈구에는 '과립구'(顆粒球)와 '림프구'(~球)가 있는데 과립구는 세균 같은 비교적 큰 이물질을 처리한다. 이것은 교감신경이 우위일 때 수가 증가한다. 반면에 림프구는 바이러스 같은 작은 이물질을 처리하기 때문에 부교감신경이 우위일 때 수가 증가한다. 이러한 과립구와 림프구의 균형이 크게 무너지면 여러 가지 질병에 걸리기 쉽다.

가령, 교감신경이 우위가 되어 과립구가 지나치게 증가하면 인체에 필요한 상재균(常在菌, 채내에 항상 존재하는 정상적인 균)까지 없애버려 조직의 변성과 파괴를 일으킨다. 그 결과 암세포가 발생하거나 감염증에 걸리기 쉽다. 반대로, 부교감신경이 우위가 되어 림프구가 지나치게 증가하면 필요 이상으로 이물질에 반응하기 때문에 꽃가루 알레르기나 알레르기성 피부염에 걸릴 위험이 커진다.

즉, 질병의 근본적인 원인은 자율신경의 불균형이다. 항상 건강한 몸을 유지하려면 스쿼트로 교감신경과 부교감신경의 균형을 유지해 면역력을 높여야 한다.

상승효과로
더욱 건강해진다

자율신경의 균형은 효율적으로 건강을 유지하기 위해서 반드시 필요하다. 근력을 강화하고 혈액순환을 촉진하는 운동을 해도 자율신경의 균형이 깨지면 최대한의 효과를 얻을 수 없기 때문이다.

기억해보자. 혈관의 수축과 이완을 조절하는 것이 무엇이었는가? 그렇다, 자율신경이다. 자율신경이 몸에 있는, 지구 2바퀴 반을 도는 길이에 이르는 혈관을 조절한다. 자율신경이 정상적으로 기능하지 않으면 혈관은 단순한 통로일 뿐, 수축과 이완이 이루어지지 않아 온몸에 혈액이 골고루 미치지 못한다.

근육도 당연히 모세혈관으로 덮여있다. 근육은 모세혈관을 통해 산소와 영양을 공급받아 부드럽게 움직일 수 있다. 가령, 보디빌더처럼 강인한 근육이 있어도 자율신경의 균형이 깨져 근세포에 산소와 영양이 골고루 미치지 못하면 '쓸모없는 근육'에 불과한 것이다.

우리가 목표로 해야 할 것은 몸이 정상으로 기능하는 데 필요한 근육을 만드는 것이다. 그것은 근육을 단련하는 것만으로는 이루어질 수 없다.

- 스쿼트를 하는 것으로 **근육이 키워지고 혈액순환이 좋아진다**
- 스쿼트를 하는 것으로 혈액순환이 좋아지고 **자율신경이 균형을 이룬다**
- 스쿼트를 하는 것으로 자율신경의 균형이 조절되어 **혈액순환을 촉진하고 근육을 부드럽게 움직일 수 있다**

스쿼트만으로도 이 3가지가 서로 영향을 주어 큰 시너지 효과를 만들어내 건강 효과를 가속한다.

장을 움직여 변비에 효과적이다

변비 증상이 계속 되면 배가 당기고 아프다. 그게 전부가 아니다. 변이 나오지 않는다는 것은 온몸에 독소를 퍼트리는 것과 같다.
　상상해보자.

더운 여름날 음식물 쓰레기를 방치하면 부패해서 지독한 냄새가 난다. 이것, 무엇과 닮지 않았는가?

사람의 체온은 약 36℃다. 그리고 변비는 불필요한 물질이 배설되지 않고 장에 남아있는 상태다.

그렇게 더운 여름날 방치된 음식물 쓰레기를 몸 안에 담고 있는 것이 변비다. 시간이 지날수록 음식물 쓰레기는 더욱 부패해서 독소를 방출하고 그것은 혈액을 타고 온몸에 퍼진다.

온몸에 나쁜 물질이 퍼진다는 것, 무섭다고 생각하는 사람도 많을 것이다. 그러나 매일 변을 볼 수 없다고 변비약을 복용하는 것은 좋지 않다.

나는 1995년부터 준텐도대학(順天堂大學)에서 '변비 외래'를 열어 환자를 진료한 적이 있는데, 기본적으로 변비약(설사약)은 처방하지 않는다. 변비약에 의존해 변을 봐도 임시방편에 불과하기 때문이다. 근본적인 장의 연동운동(불필요한 물질을 밀어내는 힘)을 돕는 것이 중요하다.

연동운동은 부교감신경이 우위일 때 활발해지므로 평소에 긴장을 풀고 마음을 편하게 가져야 한다. 또, 마사지 등으로 장의 움직임을 높여주는 것도 좋다.

변비에 효과적인 것은 60페이지에서 소개한 '건강한 장을 위한 스쿼트' 자세다.

양손을 머리 뒤에서 깍지를 끼면 손가락과 어깨뼈가 함께 움직여 상반신을 비틀었을 때 옆구리가 펴진다. 옆구리가 펴지면 장도 크게 비틀 수 있어 배를 직접 문지르지 않아도 쉽게 마사지 효과를 얻을 수 있다.

'변실금'(便失禁)을 예방한다

항문 괄약근은 항문을 조여주는 근육으로, 의사(意思)와 관계없이 항문을 조이는 '내항문 괄약근'과 의식해서 조여주는 '외항문 괄약근'으로 2종류가 있다. 이들 항문 괄약근이 출산 때 상처를 입거나 노화로 근력이 저하하면 '변실금'이 생긴다. 나는 항문 괄약근 복원 수술의 집도를 통해 실물을 많이 접하는데, 변실금으로 고민하는 환자의 대부분은 괄약근의 수축력이 크게 떨어져 있다.

'변실금'이라고 하면 병간호를 필요로 하는 사람에게만 발생

하는 문제라고 생각할 수 있지만 그렇지 않다. 일본인 20~65세의 (심신 장애가 없는) 건강한 사람 300명을 대상으로 한 조사에 따르면 4%가 한 달에 1회 이상 변을 지린다고 대답했다(일본 외과 학회잡지). 즉, 변실금은 고령자뿐 아니라 누구나 경험할 가능성이 있는 병인 것이다.

이를 예방하려면 항문 괄약근을 튼튼하게 단련해야 한다.

스쿼트를 하면 항문 괄약근을 단련할 수 있다.

'요실금'(尿失禁)을 예방한다

기침이나 재채기를 하는 순간 소변을 지렸던 경험이 혹시 없는가? '요실금'의 주요 원인은 골반저근육이 약해졌기 때문이다.

골반저근육은 해먹 모양으로 된 근육으로, 방광과 자궁이 처지지 않도록 지탱하는 역할을 맡고 있다. 또, 탄력적으로 신축하여 요도와 항문의 수축과 이완을 도와 정상적인 배설을 조절해 준다.

골반저근육은 나이가 들면 약해지기 쉬운데, 특히 출산 경험이 있는 여성은 아기의 머리가 나올 때 골반이 크게 벌어져 주위 근육과 인대가 상처를 입기 때문에 골반저근육이 손상되는 경우가 많다.

손상된 인대는 수술로 치료할 수밖에 없지만, 약해진 골반저근육은 자가로 단련할 수 있다. 이때 효과적인 것이 스쿼트다.

스쿼트를 하면 허벅지 안쪽에 있는 '모음근'(내전근)을 단련할 수 있다. 모음근과 골반저근육은 연결되어 있다. 즉, 스쿼트로 모음근을 단련하는 것은 골반저근육을 강화하는 것이 되어 요실금 예방으로 이어진다.

예전에는 재래식 화장실과 좌식 생활을 하는 것이 일반적이었기 때문에 평소 생활 속에서도 스쿼트 운동이 되었다. 그러나 현재는 좌변기와 소파 생활이 주를 이룬다. 따라서 골반저근육을 단련하려면 의식적으로 스쿼트를 하는 것이 중요하다.

운동으로 몸에
작은 스트레스를 주면 건강해진다

'스쿼트가 몸에 좋은 것은 알겠지만 운동을 하면 피곤해서 싫다'는 사람도 있을 것이다. 그러나 몸을 적당히 피곤하게 만드는 것, 즉 작은 스트레스를 주는 것은 오히려 건강에 좋다.

우리는 마음과 몸은 따로 언급되는 경우가 많은데, 본래는 하나다. 그러나 많은 현대인은 서로 연결되어 같이 움직여야 할 몸과 마음이 분리된 상태로 살고 있다고 할 수 있다.

하루 종일 머리를 쓰며 일을 하고, 인간관계로 스트레스를 받아서 마음은 지칠 대로 지쳐있다. 반면 육체는, 줄곧 사무실 안에서 앉아 일하고 집에 가면 TV 앞에서 뒹굴뒹굴해 움직일 기회가 거의 없어 전혀 피곤하지 않다. 마음은 지쳐있는데 몸은 그렇지 않다. 이 상태가 만성적으로 계속되어 마음과 몸이 서서히 분리되고, 피로도에 차이가 생기는 것이다. 그 결과 '왠지 늘 컨디션이 안 좋다'는 '부정수소'(不定愁訴, 명백한 기질적 질환이 보이지 않는데도 여러 자각 증상을 호소하는 상태)로 이어진다.

몸과 마음의 괴리를 예방하는 방법이 '몸과 마음의 피로도를 맞추는 것'이다.

물론 마음의 피로를 제거함으로써 몸의 피로도에 맞출 수 있다면 가장 좋을 것이다. 그러나 안타깝게도 그것은 불가능하다. 사람이 살아있는 한 스트레스는 따라다닌다. 따라서 몸에 피로를 주어 균형을 맞추어야 한다. 우리가 할 수 있는 몸에 피로를 주는 방법은 근력 운동이다. 그중에서도 시간과 장소에 구애받지 않고 부담 없이 할 수 있는 스쿼트가 가장 적합하다.

'몸을 아끼는 것은 몸을 쉬게 하는 것'이라는 사람도 있지만 나는 그렇게 생각하지 않는다. 진짜 의미에서 몸을 아끼는 것은 몸이 본래 가진 기능을 충분히 발휘할 수 있는 상태로 만들고 유지하는 것이다.

그것을 이루기 위해 최소한의 노력으로 최대의 효과를 올릴 수 있는 것이 바로 스쿼트다.

스쿼트의 다양한 효과 중 가장 기대하는 효과는 무엇인가요?

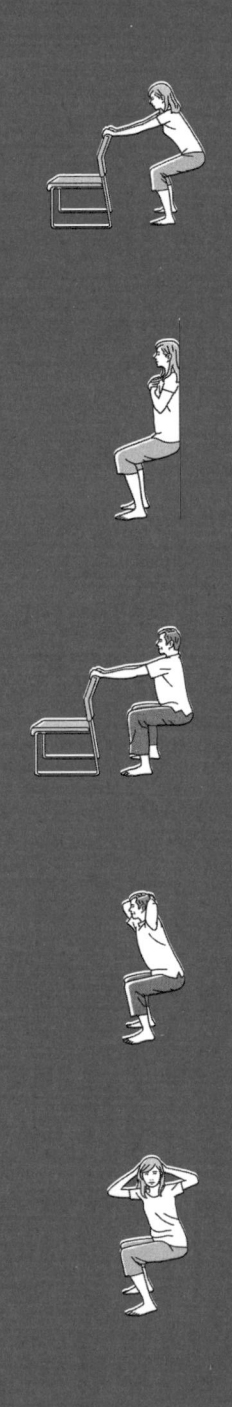

제 **4** 장

스쿼트로
마음도 젊어진다

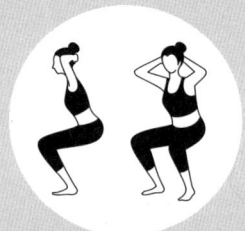

죽기 전까지 걷고 싶다면
스쿼트를 하라

오늘이 인생에서
가장 젊은 날이다

스쿼트의 놀라운 장점을 깨달은 나는 이 책을 집필하는 중에도 몇몇 사람에게 스쿼트를 권유하곤 했다. 그러나 그들은 고개를 가로저을 뿐이었다. 어쩌면 여러분 중에도 그들과 똑같이 생각하는 사람이 있을 수 있다. 그것은 매우 안타까운 일이다. 왜냐면 당신의 인생에서 오늘이 가장 젊은 날이기 때문이다.

90세 고령자는 '80세 때가 좋았다'고 생각하고 80세인 고령자는 '70세 때가 좋았다'고 생각한다. 과거를 돌아보면 오늘이 인생에서 가장 나이 들고 늙은 날이지만 미래를 생각하면 오늘이 가장 젊은 날이다.

이런 사고방식은 매우 중요하다. '인생의 반환점'이라는 말이 있는데 나는 이 말을 그다지 좋아하지 않는다. 자녀가 결혼하고,

손주가 태어나고, 정년퇴직하고 그렇게 인생의 중요한 단락이 지나가면 사람은 인생의 후반전을 생각하기 시작한다. 과거를 돌아보면서 남은 인생을 역산해 삶을 마무리할 준비를 시작하는 것이다.

'이 나이에 무슨, 그냥 살자'고 말하는 사람이 있을 것이다. 그러나 나는 절대 반환점을 돌아 다시 돌아갈 필요는 없다고 생각한다. 다시 한번 높은 산을 오른다는 생각으로 새로운 길을 개척하면 된다.

많은 사람이 자신의 가능성을 알지 못한다. 정확히 말하면 가능성을 깨달을 만큼 몸을 쓰지 않는다. 평소 거의 쓰지 않는 것과 같기 때문에 무리하지 않는 선에서 움직이며 쓴다면 일주일 만에 몸은 완전히 달라질 것이다. 나도 일주일 만에 큰 변화를 실감했다.

나는 건물의 7층까지 엘리베이터를 타지 않고 계단으로 올라간다. 처음에는 2층이나 3층만 올라가도 기진맥진했는데 지금은 7층까지 어렵지 않게 올라갈 수 있게 되었다. 횡단보도를 건널 때도 예전과 완전히 다르다. 발이 꼬이지 않고 가벼운 발걸음으로 건널 수 있다.

만사 귀찮아하는 내가 스쿼트를 지속할 수 있는 것은 간단하기 때문이다. 처음에는 헬스장도 생각했지만 하루 일과를 마치고 밤에 가는 것이 쉽지 않다. 늦게까지 일을 하고 퇴근할 즈음이면 녹초가 되어 운동할 기력 따위는 남아있지 않다. 아침 시간에 움직이려 해도 침대에서 일어나면 몸이 여기저기 아프고, 허리 통증이 있어 썩 기분이 내키지 않는다.

그런데 스쿼트라면 이야기가 다르다. 소요시간은 약 5분. 필요한 공간은 다다미 한 장 넓이(약 반 평)로 언제 어디서든 장소 구애받지 않고 할 수 있다.

지금은 아침에 출근해 1시간 정도 일하고 스쿼트를 한다. 스쿼트는 천천히 몸을 움직일 수 있기 때문에 생각도 천천히 할 수 있다. 깊은 호흡으로 스쿼트를 하면 문득 아이디어가 떠오르고, 생각이 정리되는 효과도 얻을 수 있다. 피로를 느낄 만큼 힘든 운동이 아니므로 일을 하는 체력도 충분히 유지할 수 있다.

일반적으로 운동은 아침보다 저녁에 하는 것이 안전하다고 말한다. 아침에는 교감신경이 우위에 있어 다치기 쉽기 때문이다. 그러나 천천히 자기 몸 컨디션에 맞게 할 수 있는 스쿼트라면 그럴 염려는 없다.

'심기체'가 아니라
'체기심'이 중요하다

'과거를 돌아보는 대신 다시 한번 높은 산을 오르자'고 기운차게 말은 했지만, 나 역시 쉰 살이 넘어 2~3년 동안은 과거만 돌아보았다.

대학시절, 럭비에 빠져 지냈던 혈기 왕성한 청춘의 날들, 말이 통하지 않아 고생했지만 많은 배움을 얻은 영국과 아일랜드에서의 병원 근무…….

누구나 '그 경험이 있어 지금의 내가 있다' 하는 추억이 있을 것이다. 그것들은 힘들 때 자신을 버티게 해주는 소중한 시간이 된다. 나 역시 그랬기에 잘 안다. 어느 날 '왠지 피곤하다' '앞도 보이지 않는다'고 심신이 소극적으로 되었을 때 필요한 추억을 기억에서 꺼내 의기소침한 자신에게 부족한 무언가를 메워갔다. 아마 그때 누군가 내게 '과거를 돌아보지 마라. 앞만 보고 노력하라'고 했다면 받아들이지 못했을 것이다.

하지만 마음 한편 어딘가에서는 추억에 젖지 말고 앞으로 나가야 한다고 느꼈다. 미래의 문을 스스로 열어야 한다. 그것을 하지 않는 것은, 조금 과장된 표현일 수 있지만 삶에 대한 모독

이라고 생각했다.

마음 깊은 곳에서는 인생을 마지막까지 소중히 살고 싶었다.

그러나 그런 다짐은 손쉽게 무너진다. 길을 걸을 때, 계단을 오를 때 '아, 역시 힘들다. 나이는 못 속인다'고 말이다. 몸이 마음처럼 따라주지 않으면 애써 긍정적으로 끌어올린 기분은 금세 시들해진다.

그래서 나는 생각한다. 중요한 것은 '심기체'(心技體)가 아니라 '체기심'(體技心)이라고.

가장 앞에 오는 것은 마음이 아니라 몸이다. 아무리 강한 신념이 있어도 체력이 따라주지 않으면 아무것도 할 수 없다. 하체가 건강하면 '뭐든 할 수 있다'는 생각이 자연스럽게 든다.

스쿼트 동작을 하면 신기하게 활력이 솟는다. 뉴질랜드의 럭비 대표팀은 국제시합 전 '하카'(뉴질랜드 원주민인 마오리족 전사들의 전통 춤) 춤을 춘다. 다리를 벌려 굽히고 강한 손짓과 발을 구르는 동작으로 자신들의 힘을 과시하는 춤이다. 그 동작이 스쿼트와 비슷하다. 일본 스모의 시코(대결하기 전 발을 높이 올려 지면을 밟는 동작)와도 비슷하고 야구나 축구에서 선수들이 모여 둥글게 원진을 만드는 것도 스쿼트 동작과 연결된다. 즉, 스쿼트 동작은 전투의 상징이다. 그래서 스쿼트 운동을 하면 몸을 단련할 수 있을 뿐 아니라 정신적으로도 힘이 솟는다. 자연스럽게 '체기심'을 숙련되게 한다.

과거를 돌아보면
치료 효과도 떨어진다

'그렇기는 해도 추억에 잠기면 기분이 좋고, 행복하다. 억지로 앞을 볼 필요는 없지 않을까?'라고 생각하는 사람도 있을 것이다. 그러나 나는 과거를 끊어버렸다. 구체적으로는, 사진을 거의 다 버렸다. 지금 갖고 있는 것은 고등학생 때와 대학생 때 사진 각각 한 장씩이다.

이런 이야기를 하면 '일껏 사진으로 남긴 추억인데 아깝다'고 할지도 모른다. 그러나 과거의 모습을 봐도 아무것도 얻는 게 없다는 걸 깨달았다. 아무리 사진을 보고 '그립다. 그때는 그랬지' 생각해봤자 아무것도 만들어낼 수 없다. 그게 다가 아니다. 과거를 돌아볼 때 사람은 어쩔 수 없이 '그때 이렇게 했으면 좋았을

걸' 하고 자신의 힘으로는 어떻게 할 수 없는 일을 후회한다. 과거는 분명 존재하지만, 과거를 돌아본 순간 인간은 현실적이지 않은 것을 생각하고 현실로부터 멀어진다. 그것에 대체 어떤 의미가 있을까?

환자 중에도 과거를 돌아보는 사람이 있다. 그리고 많은 경우 과거를 돌아보는 것은 치료에 방해가 된다.

무슨 말인가 하면, 사실 환자는 더 빨리 알고 있었을 것이다. 병원에 오기 전에 이미 증상이 나타나기 때문에 '혹시 병에 걸린 게 아닐까?' 하고 어렴풋이 알았을 것이다. 하지만 바쁘거나 병명을 아는 것이 두려워 병원에 가는 것을 뒤로 미룬다. 그 결과 병의 증상이 진행되고야 '왜 빨리 병원에 가지 않았을까……' 과거의 자신을 질책한다. 그러면 치료 경과가 좋지 않다. 앞으로 시작할 치료에 정면으로 마주하지 않고 후회만 하면 나을 병도 낫지 않는다. 지금은 이 현상을 어떻게 받아들여 앞을 볼 수 있느냐에 달려있다. 과거를 보지 않고 앞만 보자. 인간이 살아가기 위해서는 그것이 중요하다고 생각한다.

오늘부터
새로운 역사를 만들자

'오늘이 인생의 마지막 하루라고 생각해 최선을 다하라'는 말이 있다.

삶이 끝나는 순간은 아무도 알 수 없으므로 그런 각오로 최선을 다해 사는 것은 중요하다. 그러나 나는 그 생각에 그다지 공감할 수 없다.

솔직히 말하면, 만일 오늘이 인생의 마지막 하루라면 나는 지금 여기서 원고 따위는 쓰지 않을 것이다. 일도 하지 않고 아마 내가 가장 좋아하는 골프를 치며 보내지 않을까 싶다. 사고방식은 사람마다 다르겠지만, 나는 오늘이 마지막이라고 생각하면 최선을 다해 노력할 수는 없을 것 같다. '이제 끝났다'는 생각과 함께 어두운 기분이 되어버리기 때문일 터.

내가 노력하자는 기분이 드는 것은 내일도 살아간다고 생각하기 때문이다. 오늘이라는 날이 내일의 피가 되고 살이 된다고 믿기 때문에 오늘 하루를 최선을 다해 살 수 있다.

그래서 나는 스쿼트를 할 때 항상 미래의 자신을 상상한다. 10년 후, 20년 후, 30년 후의 나 자신이 건강하게 스쿼트하는 모습을 그려본다.

살다 보면 기분이 가라앉을 때도 있지만 하루 한 번이라도 10년 후, 20년 후, 30년 후의 자신을 생각하는 것은 매우 중요하다. 오늘부터 새로운 역사를 만든다, 그런 기분이 중요하지 않겠는가.

새로운 역사는 뭐든 상관없다. 특히 일에서 은퇴한 사람은 지금까지 못 했던 것에 도전하는 시간을 갖는 것도 좋다. 사진을 찍고, 그림을 그리고, 노래를 한다. 마음이 설레는 경험은 그 사람에게 새로운 역사가 된다.

나는 지금 서예에 빠져있다. 두꺼운 붓으로 한 번에 쓱 글자를 쓰는 것이 멋있고, 아마추어인 내가 써도 '멋'으로 허용될 것 같은 달콤한 기대도 있다.

그렇기 때문에 새로운 역사를 만들어내는 힘이 필요하다. 새로운 자신의 길이 스쿼트를 하면서 열리는 것이다. 상상만 해도 설레지 않는가?

죽을 때는
다다미 한 장

스쿼트는 다다미 한 장(약 반 평)의 공간이면 시행할 수 있는데, 인간은 죽을 때도 다다미 한 장 크기의 무덤에 묻힌다.

사망한 환자를 보면 많은 것을 느낀다. 육체가 움직이지 않고, 맥박이 멈추고, 호흡도 정지하고 모든 것이 무(無)가 된다. 거기에 있는 것은 단지 껍질뿐이다. '이 사람은 어떤 인생을 살았을까?' '행복한 인생이었을까?' 시체를 보면 여러 가지 생각이 든다. 아무튼 어떤 인생을 보냈든 인생의 마지막 가는 장소는 다다미 한 장 크기의 무덤일 뿐이다.

그래서 다다미 한 장에서 정말 행복한 죽음을 맞고 싶다. 진심으로 그렇게 생각한다. 그렇게 하려면 나 자신의 다리로 걷고 싶고, 식사도 맛있게 하고 싶다. 후회 없는 인생을 살았다고 가슴을 펴고 말할 수 있을 만큼 무언가를 이루고 싶다. 그것은 꼭 거창한 것이어야 할 필요는 없다.

나같은 경우는 지금까지 100권이 넘는 책을 쓰고 있지만, 의외로 그런 것은 마지막에는 남지 않을지도 모른다. 그보다는 매일 조금씩 지속한 것이 충실감을 얻기는 더 쉽다. '스쿼트만큼은 매일 계속했다' 그것으로 충분하지 않을까 싶다. 지속한 무언가가 있다는 것은 마음의 의지가 된다. 그것이 그 사람이 살았던 증거가 되기 때문이다.

하루하루, 10년 후, 20년 후, 30년 후의 건강한 자신을 상상하며 스쿼트를 하자. 그렇게 앞을 보며 살다보면 정말로 10년, 20년, 30년이 지났을 때 후회하며 보낸 경우와 비교해 완전히 다른 매일이 기다리고 있을 것이다.

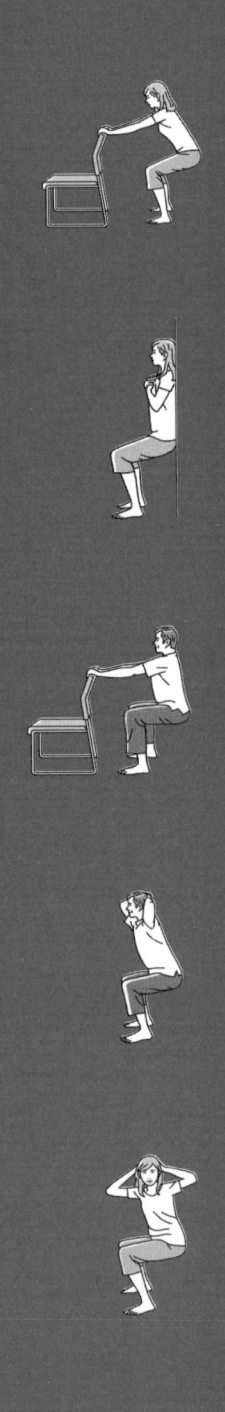

제 5 장

스쿼트 효과를 높이는
건강습관

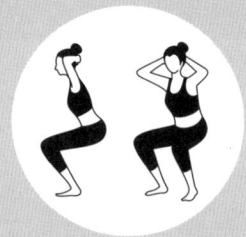

죽기 전까지 걷고 싶다면
스쿼트를 하라

습관 1

30분 일찍 일어나서 '천천히'를 의식한다

앞서 스쿼트를 하는 것만으로 많은 건강 효과를 얻을 수 있다고 설명했다. 이번 장에서는 그 건강 효과를 더욱 높이는 습관에 대해서 이야기 하려고 한다.

스쿼트를 하기 전의 행동과 실천 중에 의식해야 할 것 등 간단한 습관 10가지를 소개하려고 한다.

그렇다고 해서 전부를 완벽하게 할 필요는 없다. '9개는 했는데 나머지 1개는 못 했다'고 고민하면 자율신경의 균형이 깨지기 때문에 오히려 몸에 좋지 않다. 인간은 기계가 아니다. 매일의 생활에서 할 수 있는 것과 할 수 없는 것에 변칙이 생기는 일은 자연스러운 현상이다. '매일 10개를 전부 하지 못해도 그것은 충분히 있을 수 있는 일'이라고 생각하면 마음에 여유가 생긴다. 따라서 기본적으로는 2장에서 소개한 스쿼트를 하면 된다. 그런 후에 시간과 마음에 여유가 있는 날은 몇 가지 더 실천해보거나 하루 한 가지씩 기분 전환을 겸해서 시도하면 되는 것이다.

중요한 것은 완벽하게 하는 것이 아니라 매일 조금씩이라도 지속하는 것이다. 몸의 변화를 즐기면서 실천해보자.

우선, 지금보다 30분 일찍 일어나서 마음에 여유를 가져보자. 아침밥을 천천히 먹는다, 꼼꼼하게 양치질을 한다, 마음에 여유가 있는 상태로 스쿼트를 한다……. 아침의 모든 행동에서 '천천히'를 의식하면 그 날 하루, 몸도 마음도 인간관계도 모든 것이 좋은 방향으로 나아간다. '천천히'를 의식하며 움직이면 자연스럽게 호흡이 깊어지고 자율신경의 균형이 조절되기 때문이다. 그러면 혈액순환이 좋아지고 장의 활동도 활발해져 몸에 에너지가 채워진다. 또, 자율신경에는 '지속성'이라는 특징이 있어서 그런 최고의 상태가 온종일 지속된다.

반대로 출근 시간에 빠듯하게 일어나서 허둥지둥 시작하면 모든 것이 나쁜 방향으로 향한다. 시간이 없어서 초조하므로 횡

아침, 여유 있게 보낸다

저절로 호흡이 깊어진다

자율신경의
균형이 조절된다

에너지가 채워져
컨디션이 좋다

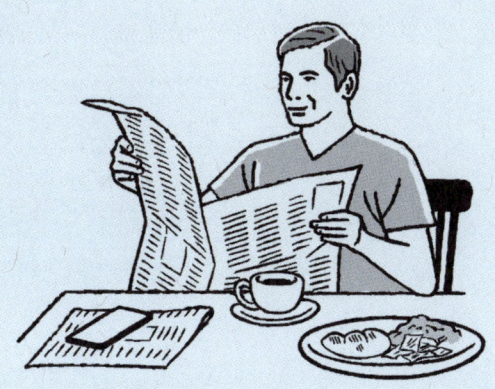

아침, 허둥지둥 보낸다

호흡이 얕아진다

자율신경의
균형이 깨진다

초조하기 쉬워
기운이 나지 않는다

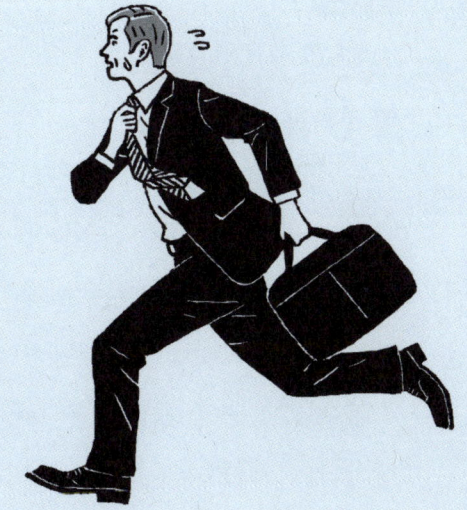

단보도의 신호를 기다리는 사이에도 안절부절못하고, 사람들로 혼잡한 도심 속 거리에서 가는 길을 방해받는 것도 불쾌하게 느낄 것이다. 그런 정신 상태로는 평온한 하루를 보낼 수 없다. 아침 시간이 그 날 하루 작업의 효율을 결정한다.

옛날부터 '일찍 일어나는 새가 벌레를 많이 잡는다'고 하는데, 아침 시간을 어떻게 보내느냐가 하루를 좌우한다는 것을 옛날 사람도 실감했기 때문이 아닐까 생각된다.

습관 2

아침에 일어나면
물 한 잔을 마신다

나는 아침에 일어나자마자 물 한 잔을 마신다.

위장과 부교감신경은 이어져 있기 때문에 물을 마시면 위장 신경이 좋은 의미에서 자극을 받아 부교감신경이 활성화된다.

장은 음식물의 영양을 흡수해 온몸의 세포로 보내는 중요한 장기인데, 역할은 그게 다가 아니다. 장에는 약 60%의 면역세포가 모여있고, 약 90%의 행복 호르몬(세로토닌)이 창자에서 만들어진다. 따라서 장을 건강하게 유지하는 것은 매우 중요하다. 부교감신경이 활성화되면 장은 건강하게 유지될 수 있고, 장이 건강하면 부교감신경이 활성화된다.

물은 아침뿐만 아니라 하루 동안 자주 섭취하는 것이 좋다. 보통 하루 1~1.5ℓ가 기준이다.

몸에 수분이 부족해서 좋을 것은 하나도 없다. 인간의 몸은 약 60%가 물로 이루어져 있고, 그 가운데 75%가 세포 안에, 나머지 25%는 혈액과 림프 안에 있다. 그리고 하루 약 2ℓ의 수분이 소변과 땀으로 배출되기 때문에 자주 보충하지 않으면 혈액이 끈적끈적해진다.

마신 물이 내 온몸을 돌아야 위장 활동이 활발해지고 세포 하나하나에 맑은 혈액이 공급된다. 그런 모습을 상상하면서 자주 물을 마시도록 하자.

물을 마신다

위장을 자극한다

부교감신경이 활성화된다

(하루 1~1.5ℓ가 기준)

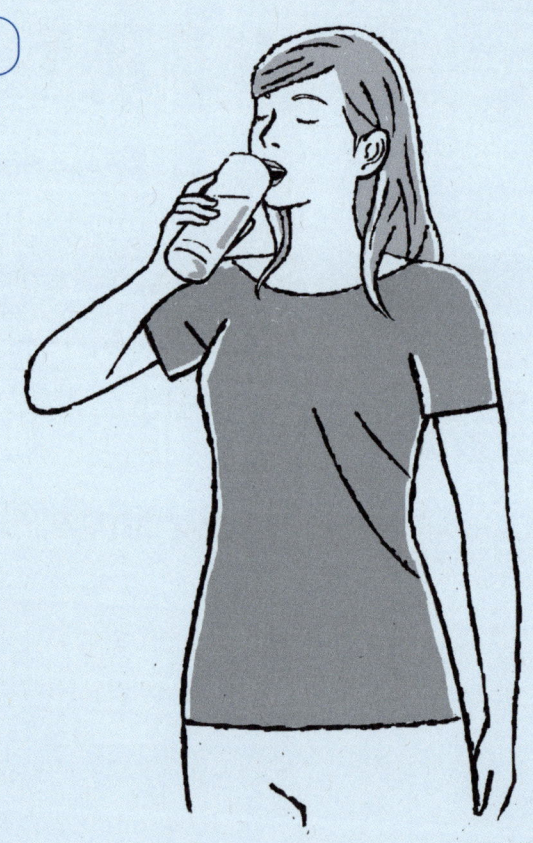

습관 3

아침 햇볕을 쬔다

아침에 스쿼트를 할 때는 반드시 커튼을 열어 아침 햇볕을 쬐면서 해야 한다. 그러면 세포 하나하나에 새겨진 '시계 유전자'가 움직이기 시작한다.

시계 유전자는 체내시계를 관리해 신진대사와 호르몬의 분비가 약 24시간 주기로 이루어지도록 조절한다.

그런데 체내시계는 24시간보다 조금 길어서 내버려 두면 조금씩 지구의 자전 주기와 '차이'가 생기기 시작한다. 그러면 자율신경과 호르몬 분비에 이상이 생겨 우울증, 수면 장애, 피로감, 피부 트러블, 스트레스성 비만, 심장병, 골다공증, 암 발생 위험 증가 등 건강상의 피해를 초래한다.

그래서 시계 유전자를 작동하는 것이 중요하다. 아침 햇볕을 쬐는 것은 시계 유전자의 스위치를 켜는 것과 같다.

아침에 일어나면 무조건 자연광을 받자. 날씨가 흐리고 비가 내려도 상관없으므로 커튼을 열자. 흐리고 비가 내리면 빛이 전달되지 않는 것처럼 느껴지지만 형광등 조명에 비교하면 5배

아침에 일어나면 날씨가 흐리거나
비가 내려도 무조건 커튼을 열고
자연광을 받는 것이 중요하다

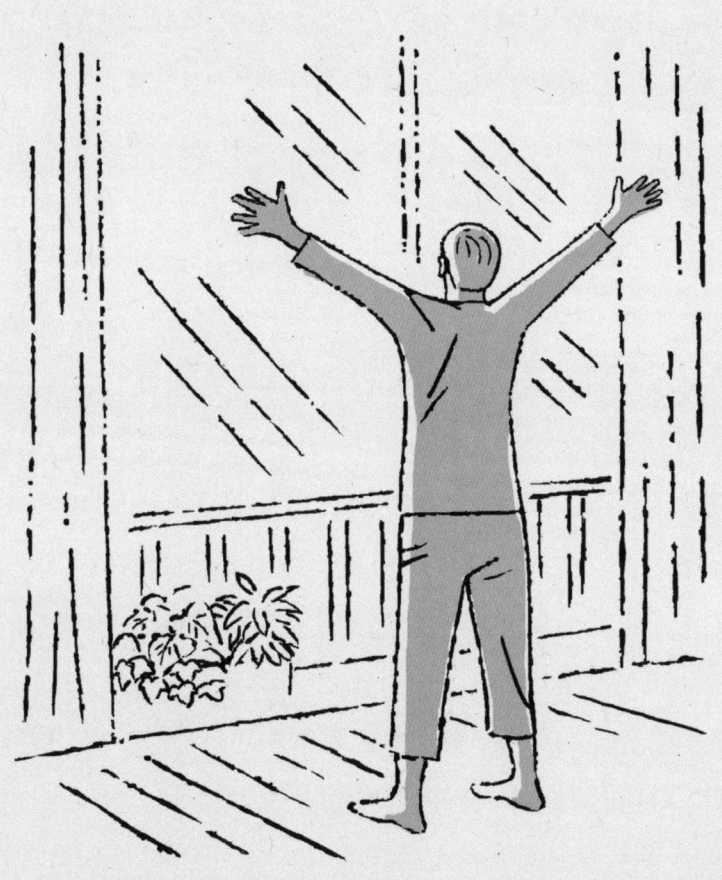

이상 밝다고 한다.

    자연광을 받는 타이밍도 중요하다. 사실 체내시계는 기상 후 2시간이 지나면 초기화되지 않는다. 따라서 아침에 일어나 2시간 이내에 햇볕을 쬐는 것이 중요하다. <mark>스쿼트로 기분 좋게 몸을 움직이며 체내시계를 재설정함으로써</mark> 세포가 활력을 띠고 쾌적한 하루를 보낼 수 있다.

습관 4

뇌가 '쾌감'으로 느끼는 음악을 듣는다

스쿼트를 할 때, 음악을 듣는 것도 하나의 좋은 방법이다. 뇌는 음악을 '쾌감'으로 느끼도록 프로그램되어 있어 기분 좋은 음악을 들으면 부교감신경이 활성화되므로 스쿼트를 통한 건강 효과가 높아질 수 있다.

    그럼 '기분 좋은 음악'이란 어떤 음악일까?

    포인트는 3가지다.

- 빠르기가 일정하다
- 음계의 변화가 적다
- 곡의 길이는 4~5분(자연스럽게 흘려들을 수 있는 길이)이 좋다

나는 SMAP(스마프, 1988년에 결성된 일본 남성 아이돌 그룹. 2016년에 해체했다)의 〈고마워〉와 쇼팽의 〈에튀드〉(연습곡)를 듣는다.

기운이 없다고 해서 무리해서 빠른 박자의 곡을 들을 필요는 없다. '무리'는 자율신경의 균형을 깨는 적이다.

참고로, 하루의 피로를 풀려면 알파파(1초에 8~13펄스의 빈도로 뇌 겉질의 뒤통수 부위에서 나오는 전류)가 나오는 힐링 음악보다는 오히려 록 음악이 좋다. 록의 규칙적인 리듬에는 자율신경의 균형을 안정화하는 작용이 있기 때문이다. 나도 일로 피곤할 때는 레이디 가가의 노래를 듣는다. 그러면 신기하게 피로가 풀리고 몸이 가벼워진다.

- 빠르기가 일정하되 너무 빠르지 않은 템포
- 음계의 변화가 적고 단순한 리듬
- 자연스럽게 흘려들을 수 있는 곡의 길이

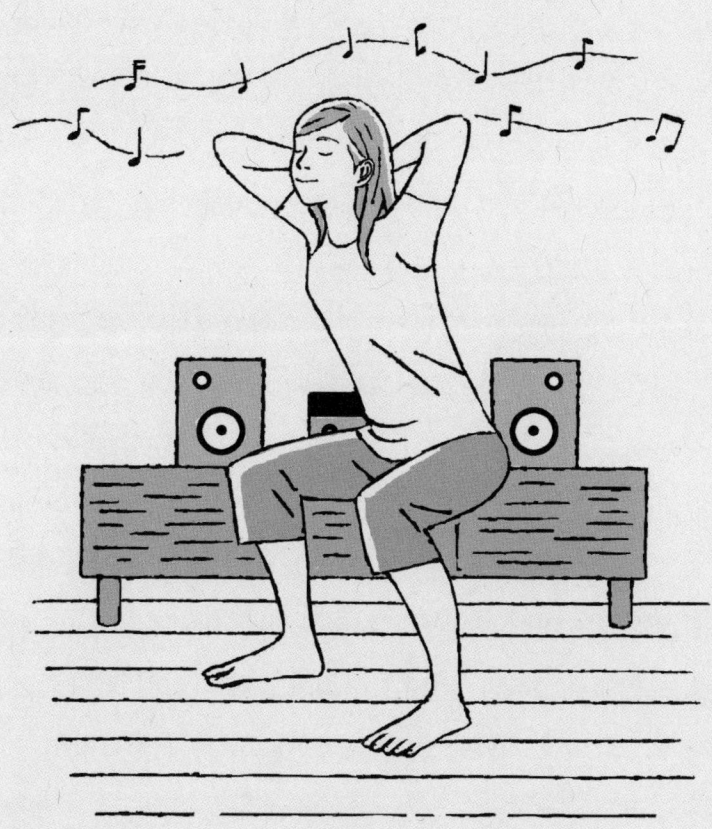

습관 5

항상 웃는 얼굴을 의식한다

스쿼트를 할 때는 물론이고 평상시에도 항상 웃는 얼굴을 의식하자. 그것은 인생을 더욱 풍요롭게 만드는 매우 간단하고 효과가 큰 방법이다.

'웃으면 복이 온다'고 하는데, 의학적으로 말하면 '웃는 사람은 건강해진다'가 맞다. 이것은 틀림없는 사실이다.

웃으면 부교감신경이 활성화된다. 다양한 표정을 지었을 때의 자율신경의 상태를 계측·비교한 실험에서 웃는 얼굴을 지으면 부교감신경이 활성화되는 결과를 얻었다. 진심으로 웃는 것은 물론이고, 입꼬리를 살짝 올리기만 해도 같은 효과가 있다. 자율신경은 얼굴 신경, 모세혈관과도 밀접한 관계가 있어서 웃는 얼굴을 만들어 얼굴 근육의 긴장을 푸는 것으로 부교감신경이 활성화되는 것이 아닐까 생각된다.

웃으면 자율신경의 균형이 조절되므로 심신이 건강해진다. 뇌가 활성화되어 치매를 억제하고, 림프구가 활성화하므로 면역력도 높아진다.

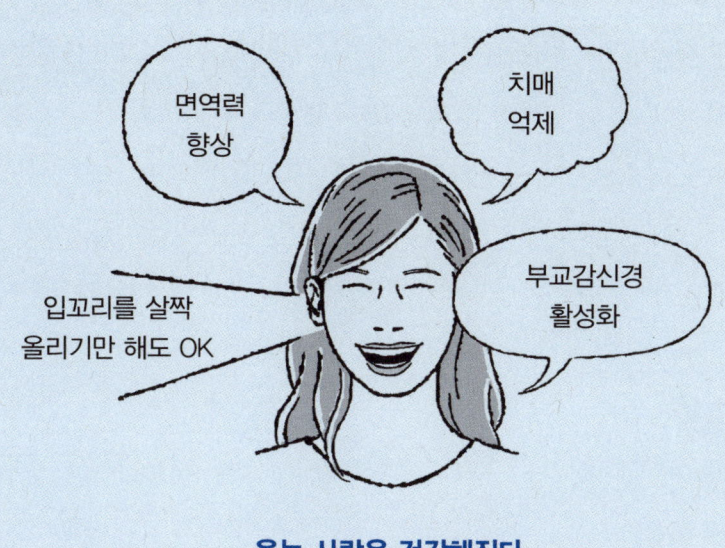

웃는 사람은 건강해진다

반대로 사소한 일에도 안절부절못하고 화를 내는 것은 백해무익하다. 화를 내면 교감신경이 과잉되어서 혈관이 수축하고, 혈관을 통과하는 혈구가 파괴되어 그것이 혈관 내측에 상처를 내고 혈액을 끈적끈적하게 한다. 따라서 화가 났을 때는 짜증을 가라앉히고 웃는 얼굴의 표정을 짓는 것이 중요하다.

짜증을 가라앉히는 방법은 의외로 간단하다. '화내는 자신을 자각'하는 것이다. 그것으로 짜증을 가라앉힐 수 있다. 예를 들어, 즐거운 모임에서 한창 분위기가 고조되었을 때 문득 '곧 막차가 끊긴다'고 자각되면 들뜬 기분이 단번에 가라앉는 것과 같은 원리다. 자신이 처한 상황을 자각함으로써 흥분된 감정이 진정되어 교감신경이 안정되는 것이다.

습관 6

하루 한 곳을 정리한다

자율신경의 균형은 환경에 크게 좌우된다. 환경이란 방이 어질러졌다, 이상한 냄새가 난다, 덥다, 춥다 하는 등의 그 사람이 처해있는 상태를 가리킨다.

당연히 기분 좋은 환경에 있어야 자율신경의 균형을 유지할 수 있다. 깔끔하게 정리된 방에서 느긋하게 스쿼트를 하는 것은 기분 좋은 일이다. 그렇다고 해서 한 번에 집안을 정리하려고 해선 안 된다. 이것저것 손을 대면 교감신경이 높아져 자율신경의 균형이 깨져버린다.

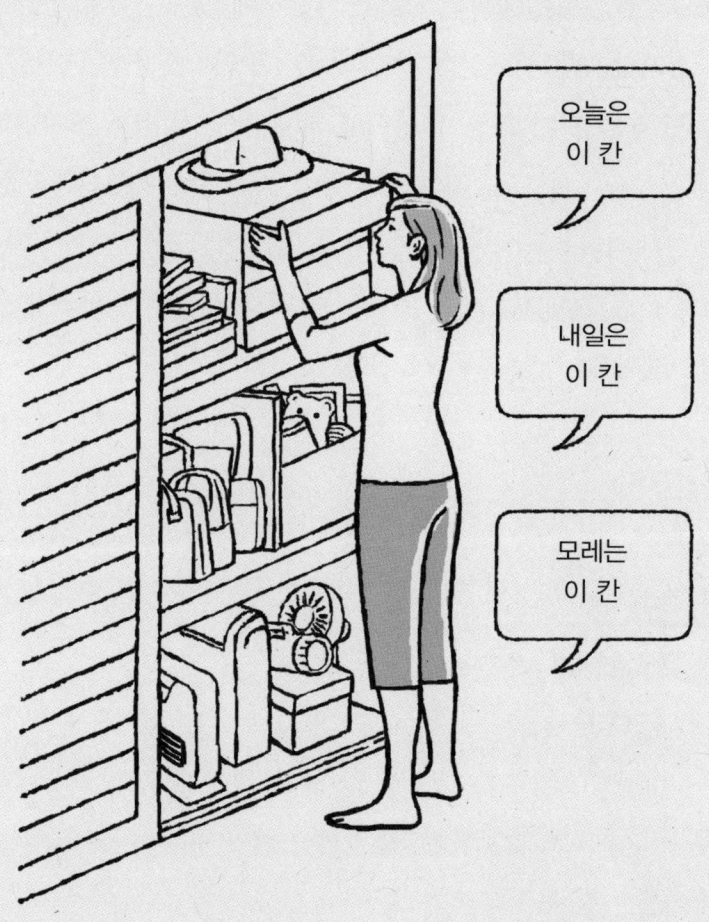

'한 장소'가 아닌 '한 곳'씩

하루 한 곳을 정리하는 것이 요령이다. 사실 정리하는 행위는 부교감신경을 활성화해 기분을 차분하게 만드는 작용이 있다.

정리할 때는 서랍장의 가장 윗 칸, 책장의 첫 번째 칸처럼 '한 곳'만 하는 것이 요령이다. 이때 기왕 하는 것 전부 해치워버리자고 무리하면 그 순간 교감심경이 높아져서 자율신경의 균형이 무너진다.

자율신경을 조절하기 위해서는 매일 조금씩 정리하는 것이 효과적이다. 그것이 균형을 조절하는 핵심이다.

습관 7

스트레스에 감사한다

일을 그만두면 얼빠진 빈 껍질처럼 되는 사람이 있다. 나는 그 이유를 이렇게 생각한다.

'인생의 나쁜 균이 줄어든 탓으로 자율신경의 균형이 깨져버렸기 때문'이라고.

그럼 '인생의 나쁜 균'이란 무엇일까? 그 정체는 스트레스다. 스트레스는 '0'에 가까울수록 좋다고 생각할 수 있지만 그렇지 않다. 사실은 적당한 스트레스는 자율신경의 균형을 잡아주고 생명력을 높이는 데 필요하다.

'스트레스받지 않고 즐겁게 살고 싶은데 어째서 스트레스를 늘려야 할까?' 의아하게 생각할 수도 있겠다. 그러나 인생에도, 장(腸)에도 나쁜 균은 적당히 존재해야 한다.

건강한 장에는 총 약 1.5kg에 달하는 500~1,000조 개의 장내 세균이 살고 있는데, 나쁜 균이 10%, 착한 균이 20%, 어느 쪽으로도 될 수 있는 기회주의 균이 70%를 차지한다. 그런데 '나쁜 균은 나쁜가' 하면 꼭 그렇지는 않다. 착한 균이 활성화해서 기회주의 균을 자기편으로 만들기 위해서는 나쁜 균의 자극이 필요하기 때문이다.

인생도 장(腸)과 마찬가지로 나쁜 균이 필요하다. 작은 나쁜 균, 즉, 적당한 스트레스가 있는 덕분에 큰 스트레스를 가볍게 느낄 수 있고, 불안과 두려움이 있는 덕분에 적당한 긴장감을 유지할 수 있다.

그렇기 때문에 약간의 스트레스에는 감사해야 한다. '이 나쁜 균 덕분에 자신의 세포는 활성화된다'는 의식을 갖는 것이 중요하다. 매일 스쿼트를 하는 것도 작은 스트레스라면 스트레스다. '귀찮다'고 생각될 때도 있을 것이다. 하지만 그런 마음이 있는 게 좋다. 몸과 마음에 적당한 스트레스를 줌으로써 당신의 자율신경의 균형이 조절되고 생명력이 높아지기 때문이다.

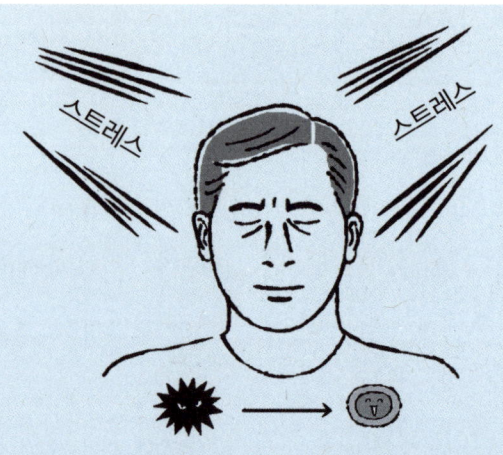

스트레스로 세포가 활성화한다

습관 8

한숨을
쉰다

안 좋은 일이 있으면 '후우……' 하고 깊은 한숨이 나온다. 예전부터 '한숨을 쉬면 복이 달아난다고' 했기 때문에 한숨이 나올 것 같으면 꾹 참는 사람도 있다. 그러나 의학적으로는 잘못된 생각이다. 한숨은 복이 달아나기는커녕 건강을 가져오는 최고의 방법이다.

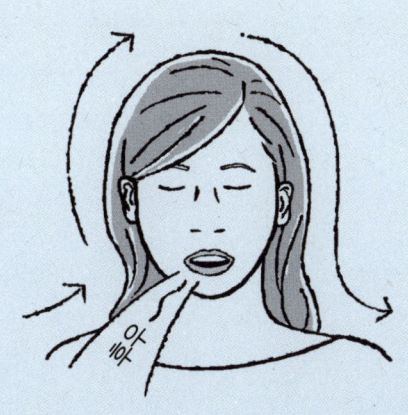

깊은 한숨은 건강을 가져오는 최고의 습관이다

원래 한숨은 호흡이 멈출 때 쉬게 된다. 사람은 무언가에 집중하거나 깊이 생각에 잠기면 호흡이 얕아진다.

얕은 호흡 탓에 몸은 빨리 산소를 필요로 한다. 충분히 산소를 받아들여서 온몸의 세포에 전달하고 싶어 한다. 그래서 한숨을 쉬는 것이다. 깊게 숨을 내쉼으로써 산소를 많이 받아들일 준비를 하는 것이다. 그런데 한숨을 참으면 어떻게 될까? 숨을 충분히 내쉬지 못 해 폐는 산소를 충분히 받아들일 수 없고, 몸은 계속 산소가 부족한 상태가 된다. 팔과 다리의 세포도, 뇌도, 장기도 산소가 부족해 본래의 성능을 발휘할 수 없게 된다.

한숨을 쉼으로써 혈액이 원활하게 흐르는 모습은 실험으로도 확인할 수 있다. 그러니 안심하고 한숨을 쉬자. 한숨은 자율신경의 균형을 정돈하는, 본능적인 회복 작용이다.

습관 9

일기를 쓴다

나는 약 20년 동안 일기를 쓰고 있다. 자신을 돌아보고 목표를 설정하는데 일기는 큰 도움이 된다. 단, 장황하게 쓸 필요는 없다.

내가 일기에 쓰는 것은 딱 3가지다.

❶ 그날 가장 실패한 일
❷ 그날 가장 감동한 일
❸ 내일의 목표

이것은 아일랜드에서 근무할 당시 동료 의사가 권해준 방법이다.

우선, 실패한 일을 적는다. 실패는 자신이 한 일 가운데 냉정하게 돌아봐야 할 부분이므로 마음이 깨끗한 상태에서 그 날 하루를 돌아본다. 반성을 끝내면 내일부터 다시 열심히 할 동기를 갖기 위해 감동한 일을 쓴다. 보통 실패나 반성만 적는 사람이 많은데 그것만으로는 기분이 우울해져서 자신을 몰아붙이게 된

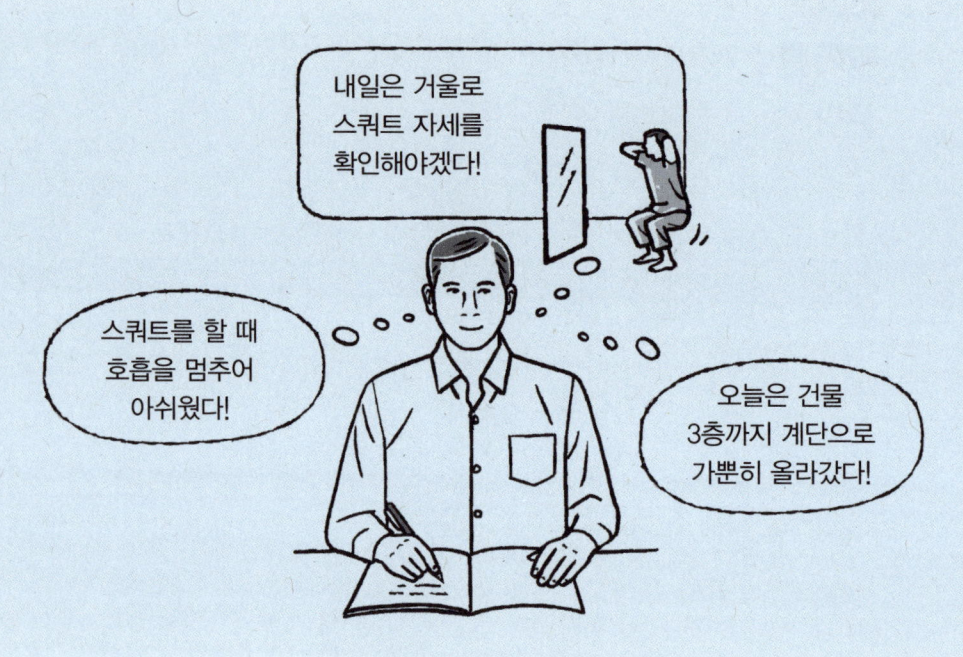

다. 동기부여를 유지하기 위해서는 감동한 일도 반드시 적어야 한다.

    마지막으로 내일의 목표를 쓰는 것은 내 나름대로 수정·보완한 것이다. 목표를 세우면 해야 할 일이 명확해지므로 불안이 사라진다. 자신이 해야 할 행동을 알면 불안은 사라지는 법이니까. 인생에 불안과 걱정은 으레 따르기 마련이지만 이 3가지를 취침 전에 기록하면 자율신경의 균형은 안정된다.

이 책을 읽는 사람이라면 스쿼트에 대해 기록하는 것도 좋다. 가령 이런 식이다.

❶ 그날 가장 실패한 일: 스쿼트를 할 때 호흡을 멈췄다
❷ 그날 가장 감동한 일: 건물 3층까지 계단으로 가뿐히 올라갔다!
❸ 내일의 목표: 거울로 스쿼트 자세를 확인하자!

글로 쓰게 되면 자신의 변화를 실감하기 쉽고 매일 지속할 수 있다는 자신감을 얻게 된다.

습관 10

질 좋은 잠을 잔다

수면이 부족하면 부교감신경이 저하해 자율신경의 균형이 깨진다. 그러면 혈액순환이 나빠지고 신체 기능이 떨어지므로 아무

리 몸에 좋은 것을 먹고, 몸에 좋은 운동을 해도 효과는 반감하기 마련이다.

따라서 밤에는 부교감신경의 활성화를 의식해 질 좋은 잠을 자야 한다. 부교감신경은 자정이 지나면 활동이 정점을 맞이하므로 밤 12시 전까지는 잠자리에 들어야 한다.

수면 중에는 아무것도 할 수 없기 때문에 자칫 쓸모없는 시간이라고 생각하는 경향이 있는데, 절대 그렇지 않다. 뇌와 몸이 본래의 힘을 충분히 발휘해 결과를 내기 위해서는 충분한 수면이 필요하다.

건강한 사람의 경우, 수면 중에 깊은 잠인 논렘수면(Non REM)과 얕은 잠인 렘수면(REM)을 약 90분 간격으로 4~5회 반복한다. 잠이 들고 나서 약 3시간은 부교감신경이 우위가 되기 때문에 논렘수면 시간이 길어지고, 아침이 가까워지면 교감신경이 우위가 되어 렘수면 시간이 길어져서 잠이 깬다. 논렘수면과 렘수면이 균형적으로 유지되는 것이 질 좋은 수면이라고 할 수 있다.

질 좋은 잠을 자기 위해서는 취침 전의 행동이 열쇠가 된다. 자연스럽게 깊은 잠이 들 수 있도록 취침 전에 부교감신경을 높이는 것이 중요하기 때문이다.

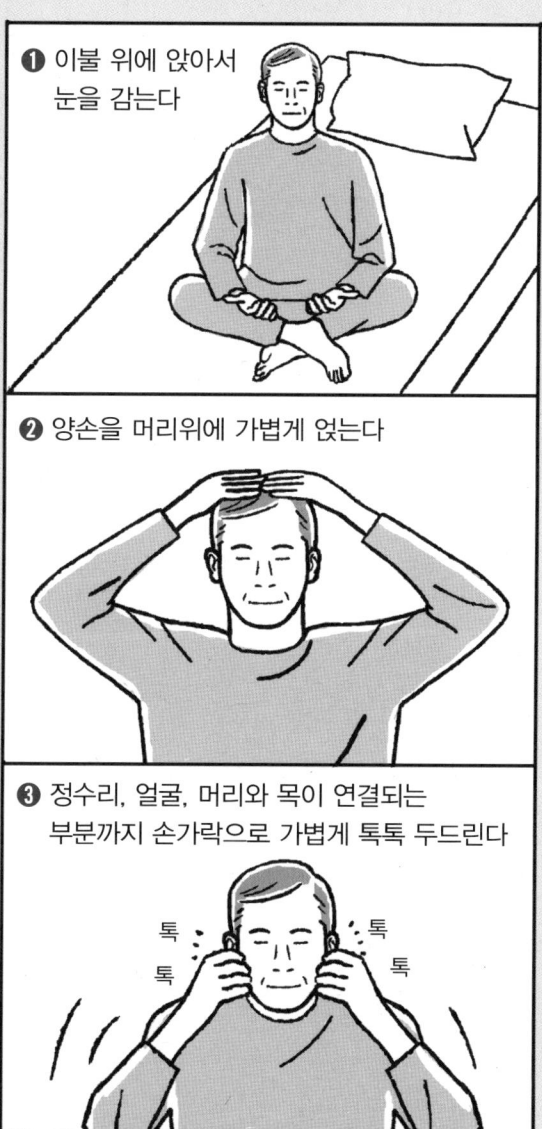

방법은 아주 간단하다.

❶ 잠자기 전에 이불 위에 앉아서 눈을 감는다
❷ 그대로 양손을 머리 위에 가볍게 얹는다
❸ 머리 위 정수리부터 얼굴, 머리와 목이 연결되는 부분까지 손가락으로 가볍게 톡톡 두드린다

이것은 베트남 전쟁 후 미군의 외상 후 스트레스 장애(PTSD) 치료에도 사용된 방법이다.

이런 가벼운 동작만으로 부교감신경을 높일 수 있다.

그런데 '가장 적당한 수면시간은 얼마일까?' 궁금한 사람도 있을 것이다. 영국 워릭대학의 연구에 의하면 중년 이후의 장시간 수면은 뇌를 노화시킨다. 또, 잠을 많이 자면 근육이 과도하게 풀려 혈관이 느슨해지기 때문에 혈액순환이 악화한다. 그 결과 산소와 영양소의 공급이 정체되고, 동시에 불필요한 노폐물과 이산화탄소가 회수되지 않아서 몸이 아프다. 그래서 나는 중년 이후는 장시간 수면은 필요하지 않고 6시간 정도 자는 것이 충분하다고 생각한다.

마치는 글

자연스럽게 숨을 쉴 수 있고, 밥을 먹을 수 있어야 사람은 비로소 웃을 수 있다.

매일같이 많은 환자를 상대하면서 뼈저리게 느꼈다.

나 역시도 제대로 숨을 쉬지 못한 경험을 했다. 지금까지 당연하게 했던 것을 어느 날 갑자기 할 수 없게 되는 것은 생각보다 무섭고 두려운 일이다. 자신의 몸이 지금까지와는 전혀 다른, 이물질처럼 되어버리는 감각이다.

지금껏 건강하게 지냈던 사람은 병을 앓는 자신의 모습을 쉽게 상상할 수 없을지도 모른다. 그것은 진짜 지옥이다. 숨을 쉴 수 없고, 좋아하는 음식을 먹을 수 없고, 자유롭게 돌아다닐 수 없으면 사람은 즐겁지 않다. 나는 실제로 병과 싸우는 환자를 많이 봐왔다. 모두 정말 최선을 다한다. 이를 악물며 일상이 자유를 되찾고자 노력한다. 그런 모습에서 많은 용기를 얻지만, 그 이면에는 환자 자신의 엄청난 노력과 고통이 숨어있다.

그렇기 때문에 나는 말하고 싶다.

지금이라도 다시 시작할 수 있다. 이 책의 책장을 자유롭게 넘기면서 눈으로 읽고 머리로 생각하는 힘이 있는 당신이라면 충분히 할 수 있다.

스쿼트는 자유롭게 움직일 수 있는 거뜬한 육체, 병이 멀리 물러가는 건강함, 그리고 긍정적인 인생을 살아갈 수 있는 마음을 가져다주는 멋진 운동이다.

이 책을 끝까지 읽은 지금 이 순간부터 스쿼트를 시작하자. 그러면 인생을 100%, 건강하게 자신답게 살 수 있다.

고바야시 히로유키

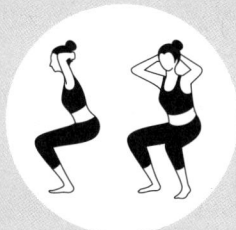

죽기 전까지 걷고 싶다면
스쿼트를
하라

옮긴이
홍성민

성균관대학교를 졸업하고 교토 국제외국어센터에서 일본어를 수료했다. 현재 일본어 전문 번역가로 활동 중이다.
옮긴 책으로 『세계사를 움직이는 다섯 가지 힘』, 『나를 사랑할 용기』, 『인생이 빛나는 정리의 마법』, 『과로노인』, 『물은 답을 알고 있다』 등이 있다.

평생 건강하게 걷기 위한 하루 5분 실천 프로그램
죽기 전까지 걷고 싶다면 스쿼트를 하라

개정판 1쇄 인쇄 2025년 4월 15일
개정판 1쇄 발행 2025년 4월 25일

지은이 고바야시 히로유키
옮긴이 홍성민
발행인 김태웅
편 집 황준
디자인 싱타
일러스트 야마구치 마사지, 김희경
마케팅 총괄 김철영
마케팅 서재욱, 오승수
온라인 마케팅 노유진
인터넷 관리 김상규
제 작 현대순
총 무 윤선미, 안서현
관 리 김훈희, 이국희, 김승훈, 최국호

발행처 ㈜동양북스
등 록 제2014-000055호
주 소 서울시 마포구 동교로22길 14 (04030)
구입 문의 전화 (02)337-1737 **팩 스** (02)334-6624
내용 문의 전화 (02)337-1739 **이메일** dymg98@naver.com

ISBN 979-11-7210-104-6 (03510)

▶ 본 책은 저작권법에 의해 보호를 받는 저작물이므로 무단 전재와 복제를 금합니다.
▶ 잘못된 책은 구입처에서 교환해드립니다.
▶ 도서출판 동양북스에서는 소중한 원고, 새로운 기획을 기다리고 있습니다.
http://www.dongyangbooks.com

마케팅/세일즈

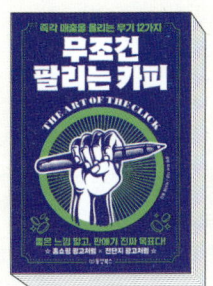

블로그 글쓰기는 어떻게 삶의 무기가 되는가
로미, 신은영, 윤담, 주얼송 저 | 304쪽

특별해서 쓰는 것이 아니라
쓰면서 특별해진다

글도 못 쓰는데, 블로그 시작해도 될까요?
"하루 30분, 나에게 집중하는
시간이면 충분합니다"

▷ 부와 운을 끌어당기는 '글쓰기 매직'

무조건 팔리는 카피
글렌 피셔 저 | 박지혜 역 | 368쪽

좋은 느낌 말고,
판매가 진짜 목표다!

홈쇼핑 광고처럼
전단지 광고처럼
즉각 매출을 올리는 무기 12가지

▷ 마케팅 분야 '직접 반응 카피'의 대가

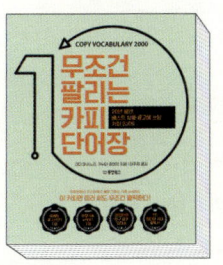

무조건 팔리는 카피 단어장
간다 마사노리, 기누타 준이치 저 | 이주희 역 | 256쪽

20년 동안 베스트 상품 광고에 쓰인 카피 2000

유튜브, 인스타, 블로그, 각종 sns에서
이 카피만 따라 써도 무조건 클릭한다!

▷ 마케팅의 신 간다 마사노리의 대표작

취미/실용/예술

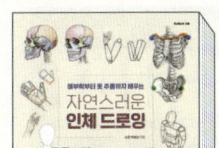

자연스러운 인체 드로잉
소은 박경선 저 | 280쪽

인체를 자유롭게 그릴 수 있도록
안내하는 핵심 강의

인체를 그리기 위해 방대한 정보를
모두 알 필요는 없다.
'인체'와 '해부학' 핵심을 한 권에!

▷ 3년 연속 베스트셀러

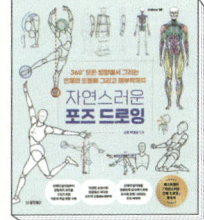

자연스러운 포즈 드로잉
소은 박경선 저 | 432쪽

360° 어떤 각도에서도
인체를 완벽하게 이해하는 포즈 드로잉

360° 모든 방향에서 그리는
인체의 도형화 그리고 해부학까지
그리고 싶은 포즈의 움직임을
이론으로 제대로 담았다.

▷ 베스트셀러 『자연스러운 인체 드로잉』 후속작 출간!

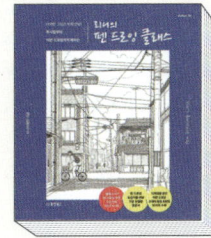

리니의 펜 드로잉 클래스
리니 저 | 368쪽

펜 드로잉 초심자를 위한 가장 친절한 입문서

펜 하나로 시작하는 나만의 특별한 취미.
소소한 일상과 오래 간직하고픈 여행의 순간을
기록하는 펜 드로잉·어반 드로잉의 매력!

▷ 클래스101 펜 드로잉 부문
5년 연속 베스트 1위 강사의 최신작

교양

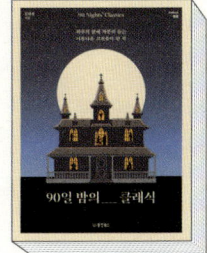

90일 밤의 클래식
김태용 저 | 384쪽

하루의 끝에 차분히 듣는
아름다운 고전음악 한 곡

음악 감상을 더 즐겁게 해줄 '감상 팁'과
바로 볼 수 있는 연주 영상 'QR코드'까지
꼼꼼하고 확실한 클래식 감상 가이드북!

▷ 클래식 음악 전문 기획자인 용작가 대표작

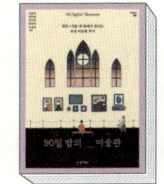 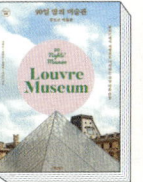

90일 밤의 미술관 _ 시리즈
이용규, 권미예, 명선아, 신기환, 이진희 저 | 416쪽
(루브르 박물관 편) 이혜준, 임현승, 정희태, 최준호 저 | 496쪽
(이탈리아 편) 김덕선, 김성희, 유재선, 이영은 저 | 516쪽

하루 1작품 내 방에서 즐기는 유럽 미술관 투어

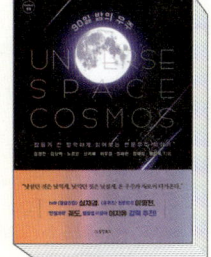

90일 밤의 우주
김명진, 김상혁, 노경민, 신지혜, 이우경, 정태현, 정해임, 홍성욱 저 | 498쪽

잠들기 전 짤막하게 읽어보는 천문우주 이야기

"낯설던 것은 낯익게, 낯익던 것은 낯설게,
온 우주가 새로이 다가온다."
_ 천문학자 심채경 추천

▷ 2023 세종도서 교양 부문
▷ 2023 올해의 청소년 교양도서

동양북스 도서 시리즈

www.dongyangbooks.com

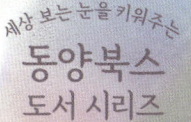

동양북스 베스트셀러 시리즈

마케팅 천재들의 비밀 100가지

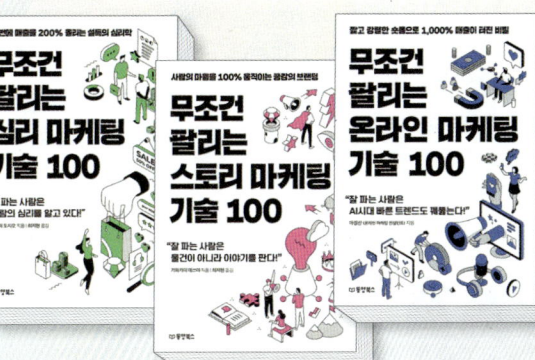

무조건 팔리는 마케팅 기술 100

"잘 파는 사람은 사람의 심리를 알고 있다!"
고객을 설득하기 전에, 관심부터 끌어라

인문

매일 쓰는 단어가
당신의 철학을 말해준다

모든 단어에는 이야기가 있다
이진민 저 | 248쪽

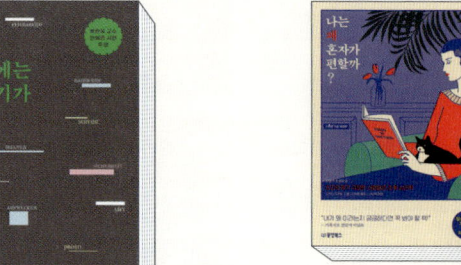

철학과 교양을 한 권에!
의미의 정수를 찾고 사유의 확장을 돕는
철학자의 단어 산책

▷ 서울대 박찬국 교수, 안희연 시인 추천
▷ 온라인 서점 3사 인문 분야 베스트셀러

인생 내공 고전 수업
데라시 다카노리 저 | 오정화 역 | 352쪽

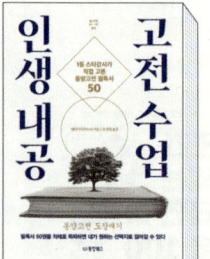

"얕은 사람과는 인생을 논할 수 없다"
당신의 '내공'은 몇 점?
고전 필독서 50권을 독파하면
단단한 인생 내공이 생긴다.

▷ 1등 스타강사가 직접 고른 동양고전 필독서 50

인스타 브레인
안데르스 한센 저 | 김아영 역 | 296쪽

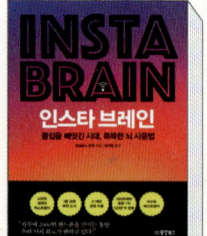

몰입을 빼앗긴 시대, 똑똑한 뇌 사용법
하루 2600번 핸드폰을 만지는 동안
우리 뇌의 회로가 변하고 있다!

▷ 21개국 판권 수출된 세계적 베스트셀러

자기계발

나는 왜 혼자가 편할까?
오카다 다카시 저 | 김해용 역 | 296쪽

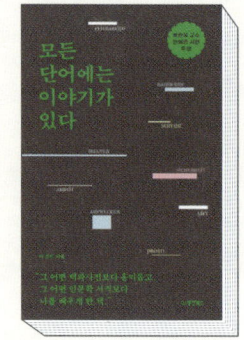

인간관계가 귀찮은 사람들의 관계 심리학
왜 사람한테 기대면 마음이 더 아플까?
회피형 인간을 위한 인간관계 심리학 고전

▷ 7년 연속 국내 심리 스테디셀러
▷ 일본 서점 심리 스테디셀러

나는 왜 저 인간이 싫을까?
오카다 다카시 저 | 김해용 역 | 264쪽

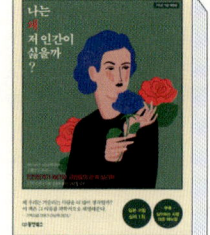

인간관계가 불편한 사람들의 관계 심리학
왜 우리는 거슬리는 사람을 더 많이 생각할까?
그 이유를 과학적으로 밝혀줄 단 한 권

▷ 일본 서점 심리 1위
▷ 가족치료 전문가 이남옥 추천

나는 왜 사는 게 힘들까?
오카다 다카시 저 | 김해용 역 | 232쪽

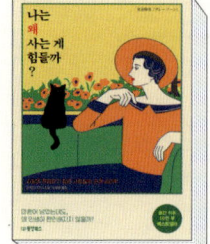

사회에 적응하기 힘든 사람들의 관계 심리학
왜 나이가 들어도
도무지 인생에 적응이 안 될까?
정상도 비정상도 아닌 사람들의 심리학

▷ 출간 직후 10만 부 베스트셀러

경제경영

30년 동안 세상을 바꾼
바로 그 책!

THE GOAL 더 골 1 (30주년 기념 개정판)
엘리 골드렛, 제프 콕스 저 | 강승덕, 김효 역 | 600쪽

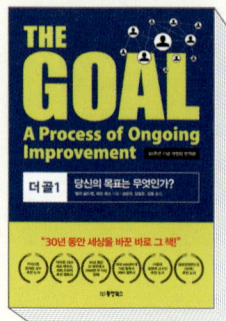

당신의 목표는 무엇인가?
전기의 시대부터 인공 지능의 시대까지
30여 년 동안 인류의 삶을 바꾼
단 하나의 경영서

▷ 제프 베이조스, 피터 드러커, 정재승 교수 추천

THE GOAL 더 골 2 (전면 개정판)
엘리 골드렛 저 | 강승덕, 김일운 역 | 440쪽

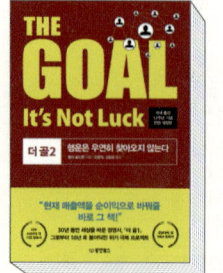

행운은 우연히 찾아오지 않는다
100가지 문제 뒤에 숨은
단 한 가지 핵심을 찾아라!
현재 매출액을 순이익으로 바꿔줄 책

▷ 경영대학, MBA, 미국 6천여 개 기업 필독서

더 골 (만화판)
엘리 골드렛 저 | 김해용 역 | 240쪽

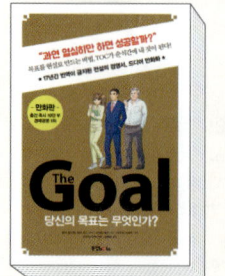

만화로 읽는 경영의 원전
과연 열심히만 하면 성공할까?
목표를 현실로 만드는 비법이
순식간에 내 것이 된다!

▷ 일본 출간 즉시 경제경영 1위,
  최단시간 내 10만 부 돌파

가장 쉬운 독학
미국회계사가 쉽게 설명해주는
미국주식 투자 첫걸음
한명호 저 | 456쪽

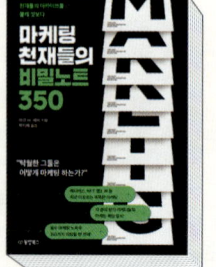

소중한 내 돈, 함부로 투자할 수 없다!
숙련된 미국회계사에게 제대로 배우는
미국주식 투자의 정석

▷ 국내 최초 미국 11개 섹터 22개 기업 재무제표 분석

마케팅 천재들의 비밀노트 350
마크 W. 셰퍼 저 | 박지혜 역 | 288쪽

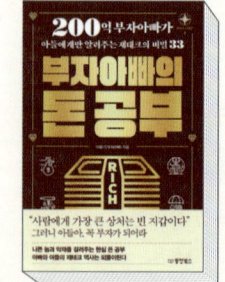

전 세계 천재 마케터들의 비밀 노하우,
당장 내 사업에 적용하라!

"탁월한 그들은 어떻게 파는가?"
요점만 쏙쏙 골라낸 그들의 비밀노트를 엿보다

▷ 메타버스, NFT, 웹3, AI 등 최신 마케팅 기술

부자아빠의 돈 공부
이용기 저 | 244쪽

김승호 회장의 한국사장학교 수료!

"사람에게 가장 큰 상처는 빈 지갑이다"
그러니 아들아, 꼭 부자가 되어라!

▷ 200억 부자아빠가 아들에게만 알려주는
  재테크의 비밀 33

평생 건강하게 걷기 위한 첫걸음!
실천 스쿼트 6주 프로그램

스쿼트 효과를 높이는 건강 습관

- **습관 1** | 30분 일찍 일어나서 '천천히'를 의식한다
- **습관 2** | 아침에 일어나면 물 한 잔을 마신다
- **습관 3** | 아침 햇볕을 쮠다
- **습관 4** | 뇌가 '쾌감'으로 느끼는 음악을 듣는다
- **습관 5** | 항상 웃는 얼굴을 의식한다
- **습관 6** | 하루 한 곳을 정리한다
- **습관 7** | 스트레스에 감사한다
- **습관 8** | 한숨을 쉰다
- **습관 9** | 일기를 쓴다
- **습관 10** | 질 좋은 잠을 잔다

동양북스

응용 동작 | 건강한 장(腸)을 위한 스쿼트

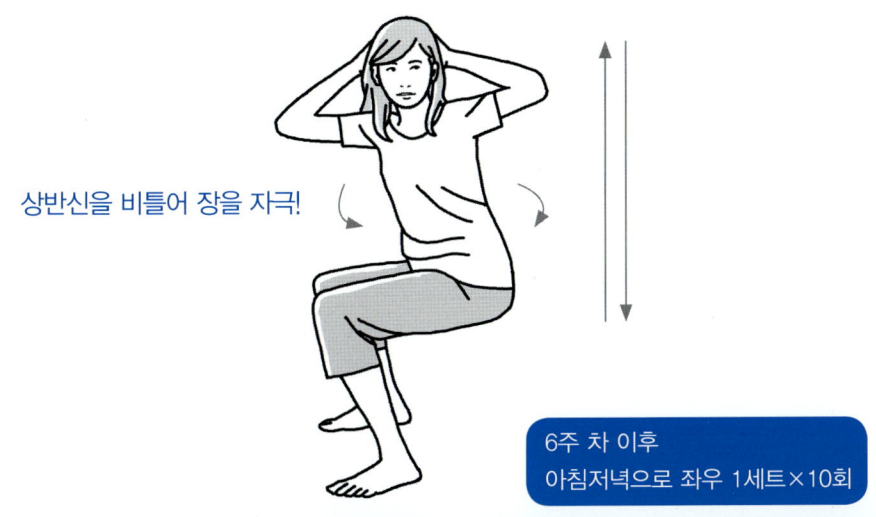

상반신을 비틀어 장을 자극!

6주 차 이후
아침저녁으로 좌우 1세트×10회

일러스트 야마구치 마사지

1~3주 차 고관절 풀기

1주 차: 아침저녁으로 1세트×5회
2주 차: 아침저녁으로 1세트×10회
3주 차: 아침저녁으로 1세트×20회

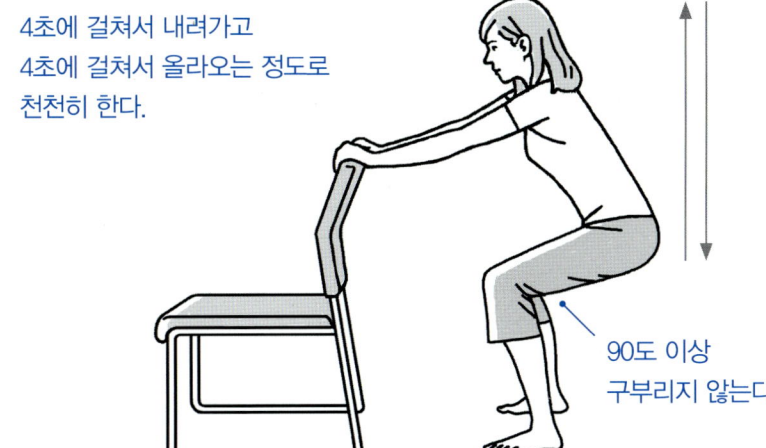

4초에 걸쳐서 내려가고
4초에 걸쳐서 올라오는 정도로
천천히 한다.

90도 이상
구부리지 않는다

4주 차 등 펴기

아침저녁으로 1세트×20회

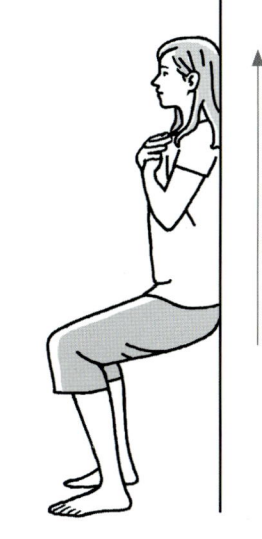

등을 반듯하게 편다.

5주 차 허벅지 준비운동

아침저녁으로 1세트×20회

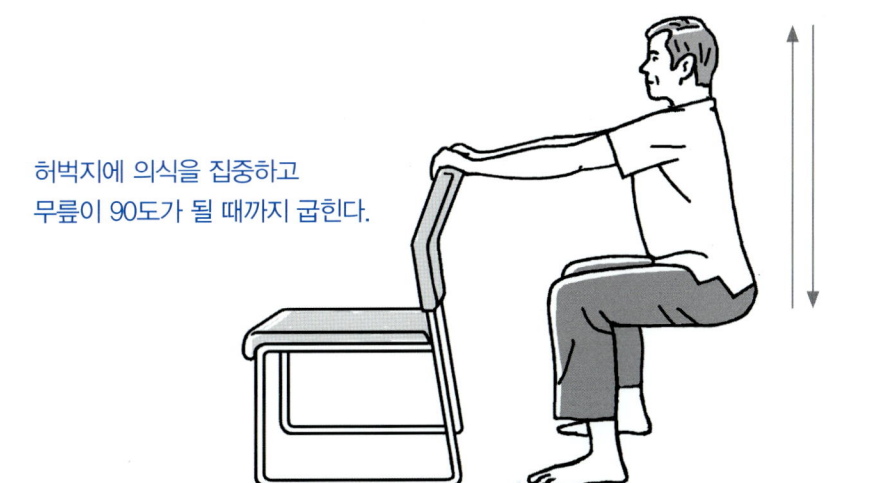

허벅지에 의식을 집중하고
무릎이 90도가 될 때까지 굽힌다.

6주 차 전신 스쿼트

아침저녁으로 1세트×20회

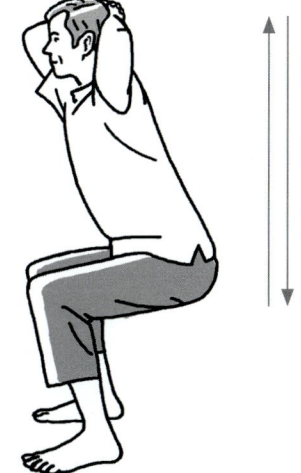

가슴이 압박되지 않도록
등을 펴서 가슴을 연다.

죽기 전까지 걷고 싶다면 스쿼트를 하라